颈部常见肿瘤
超声诊断图谱

主　编　张　晟

副主编　魏　玺　忻晓洁

天津出版传媒集团

天津科技翻译出版有限公司

图书在版编目(CIP)数据

颈部常见肿瘤超声诊断图谱 / 张晟主编. — 天津：
天津科技翻译出版有限公司, 2021.6
ISBN 978-7-5433-4114-2

Ⅰ. ①颈… Ⅱ. ①张… Ⅲ. ①头颈部肿瘤–超声波诊
断–图谱 Ⅳ. ①R739.91-64

中国版本图书馆 CIP 数据核字(2021)第 047881 号

出　　版:天津科技翻译出版有限公司
出 版 人:刘子媛
地　　址:天津市南开区白堤路 244 号
邮政编码:300192
电　　话:(022)87894896
传　　真:(022)87895650
网　　址:www.tsttpc.com
印　　刷:天津海顺印业包装有限公司分公司
发　　行:全国新华书店
版本记录:889mm×1194mm　16 开本　12 印张　100 千字
　　　　　2021 年 6 月第 1 版　2021 年 6 月第 1 次印刷
　　　　　定价:98.00 元

(如发现印装问题,可与出版社调换)

编者名单

名誉主编　高　明

主　　编　张　晟

副 主 编　魏　玺　忻晓洁

执行编委　魏　玺

编　　委　王海玲　赵利辉　王晓庆　杨　凡　朱佳琳

　　　　　李春香　赵　静　毛怡然　穆　洁　张　岱

　　　　　梁　轩　王　丽　岳　兵　石春兰

前　言

在颈部浅表器官和软组织疾病诊断方面，临床超声医学与 CT、MRI、PET-CT 已经成为不可或缺的影像学检查手段。超声的优势为价廉、便捷、易操作，更多依赖于超声医师的技能、手法、熟练度和对于疾病的认知程度，超声医师的知识储备、临床经验直接影响诊断的准确性，这便要求我们在实践中不断进步、不断总结、不断提高。

颈部肿物作为临床常见体征，其病种复杂，病因繁多，多数患者以此为首发症状到医院就诊。颈部肿物一般分为甲状腺肿物、涎腺肿物和非甲状腺非涎腺肿物这几大类。超声影像作为临床诊断颈部肿物的重要检查手段，主要观察颈部肿物的位置、形状、边界、是否有包膜、内部回声、有无钙化、与周围器官的毗邻关系等。甲状腺肿物在颈部肿物中最为常见，并呈逐年高发趋势，好发于女性。由于高分辨率超声的使用，小至 2~3mm 的结节即可被检出。目前，多模态的超声影像模式应用日趋广泛，包括灰阶超声、彩色多普勒超声、超声造影、弹性成像、超微血流成像、超声引导下介入等多项超声技术，对于甲状腺结节的诊断价值越来越高，在甲状腺结节良恶性的鉴别中起着至关重要的作用。涎腺肿物最常见于腮腺，其次为颌下腺，舌下腺少见。超声对于涎腺实性、囊性及囊实性肿物和良恶性肿物的鉴别诊断至关重要。颈部除甲状腺与涎腺的肿物外，有记载的病因可达 70 余种，其中对于常见的一些非甲状腺非涎腺颈部肿物，超声彩色多普勒显像也具有一定的诊断优势。

作者从事超声检查 30 余年，在临床诊疗中阅读大量关于颈部浅表器官和软组织诊疗方面的书籍，深感临床经验与病理学知识的不足，一直希望能将临床、超声、病理相结合来指导临床工作。本书编写依托天津市肿瘤医院大量优质的颈部肿物病例资源，以及超声科保存的丰富典型的超声图像，以病例的形式总结了颈部常见肿物的超声图像并进行解释，希望能够为基层超声影像从业者、医学生和研究人员提供有益参考。

本书共分为六章，重点在于甲状腺、甲状旁腺、涎腺、非甲状腺非涎腺肿瘤的超声诊断,因非甲状腺非涎腺疾病种类繁多,本书只涉及部分内容。对于近年来开展的超声新技术,如超声造影、弹性成像、超微血流成像,简要介绍了其在颈部肿物诊疗中的应用价值。

　　本书在编写过程中,难免出现错误或不足,诚望超声界前辈及同道批评、指正。

目 录

第一章
颈部解剖超声图解

颈部解剖结构

甲状腺由左、右两个侧叶及中间较狭窄的峡部组成,呈"H"形,横跨于气管上段前方,上端达甲状软骨的中部,下端至第4气管环。甲状腺前方为皮肤、浅筋膜、深筋膜浅层、舌骨下肌群和气管前筋膜。舌骨下肌群包括浅层的胸骨舌骨肌和肩胛舌骨肌,以及深层的甲状舌骨肌和胸骨甲状肌。后方与喉、气管、咽、食管、甲状旁腺、喉返神经和颈长肌相邻。

甲状腺的血液供给:甲状腺由甲状腺上动脉和甲状腺下动脉各一对供给血液。甲状腺上动脉发自颈外动脉或颈总动脉,伴喉上神经外支下行至甲状腺上极以上1～2cm处,分为2～3条分支进入腺体。甲状腺下动脉发自甲状颈干,经颈总动脉后方至甲状腺左、右两叶的后面,分支进入腺体。

甲状腺下动脉与喉返神经关系密切,左侧的动脉多位于左喉返神经的前方,右侧的动脉行经右喉返神经的后方;但动脉的分支与神经交叉者多见。甲状腺的静脉在腺体的表面吻合成丛,由甲状腺上、中、下三对静脉引流,分别汇入颈内静脉和头臂静脉。

颈部神经主要包括喉返神经、臂丛神经、迷走神经、膈神经等。在气管和食管间两侧的沟内有喉返神经通过。喉返神经起自迷走神经,上行至甲状腺两叶的背面,交错于甲状腺下动脉之间。臂丛神经由第5至第8颈神经(C5~C8)前支和第1胸神经(T1)前支的大部分纤维组成,经斜角肌间隙走行于锁骨下动脉后上方,经锁骨后方进入腋窝。膈神经从前斜角肌上端的外侧浅出下行,继而沿着该肌前面下降至肌内侧。

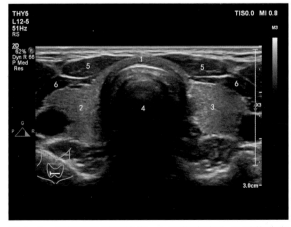

图1-1 甲状腺及周围结构。1.甲状腺峡叶;2.甲状腺右侧叶;3.甲状腺左侧叶;4.气管;5.胸骨舌骨肌;6.胸骨甲状肌。

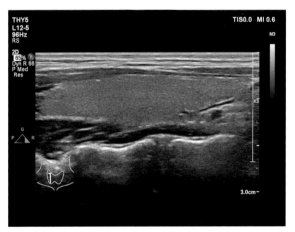

图1-2 甲状腺右侧叶。

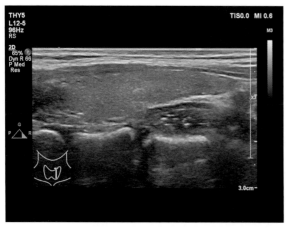

图 1-3　甲状腺左叶。

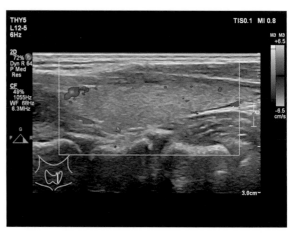

图 1-4　甲状腺血流图。

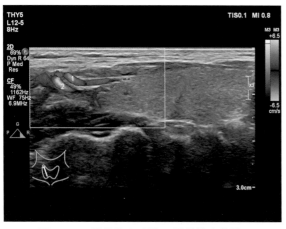

图 1-5　1.甲状腺上动脉;2.甲状腺上静脉。

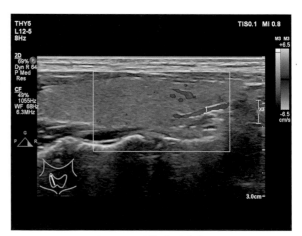

图 1-6　甲状腺下动脉。

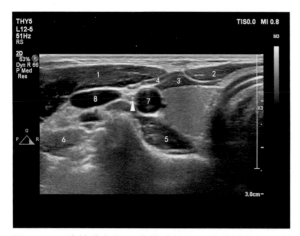

图 1-7　1.胸锁乳突肌;2.胸骨舌骨肌;3.胸骨甲状肌;4.肩胛舌骨肌;5.颈长肌;6.前斜角肌;7.颈总动脉;8.颈内静脉;▲迷走神经。

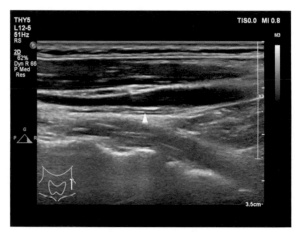

图 1-8　迷走神经。

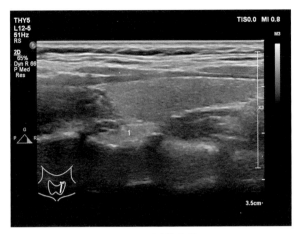

图 1-9　上甲状旁腺。

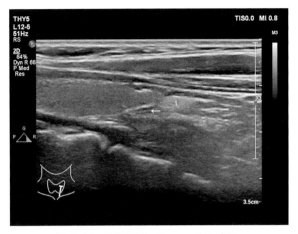

图 1-10　下甲状旁腺。→, 喉返神经。

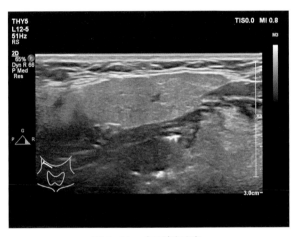

图 1-11　右下颌下腺。

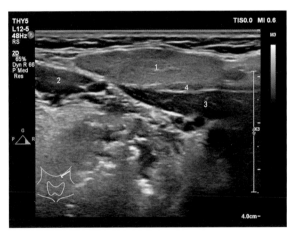

图 1-12　1.左下颌下腺；2.下颌舌骨肌；3.二腹肌（后腹）；4.茎突舌骨肌。

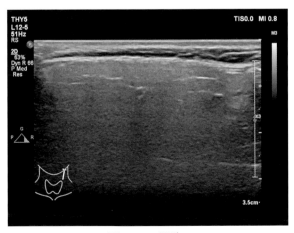

图 1-13　腮腺。

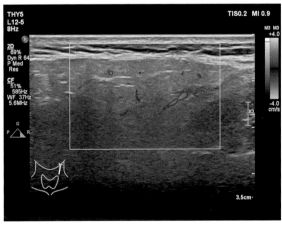

图 1-14　腮腺血流图。

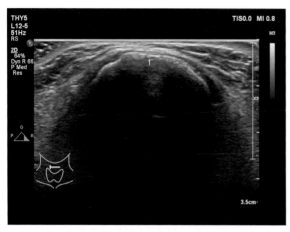

图 1-15　舌骨。

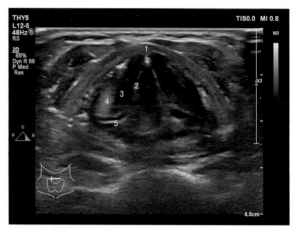

图 1-16　1.甲状软骨;2.声韧带;3.声带肌与甲杓肌;4.弹性圆锥;5.杓状软骨。

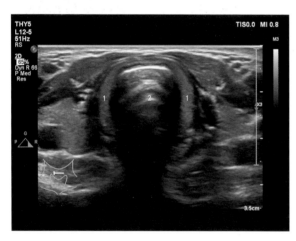

图 1-17　1.环状软骨;2.气管。

颈部淋巴结分区

　　美国癌症联合委员会(AJCC)将颈部淋巴结分为 7 个区。第 I 区(level I):由下颌缘、二腹肌后腹及颏下正中线围成,上界为下颌骨,下界为舌骨,包括颌下三角及颏下三角。以颏舌肌为界,把 I 区细分为 I a 和 I b 两个亚区。第 II 区(level II):为颈内静脉淋巴结上区,范围由二腹肌后腹、肩胛舌骨肌上腹、舌骨下缘水平线及胸锁乳突肌后外侧缘围成。以副神经的体表投影为界,把 II 区细分为 II a 和 II b 两个亚区。发生淋巴结炎、各类淋巴瘤、转移癌等淋巴结相关性疾病的机会较多,特别是头部及上颈部来源的转移性恶性肿瘤。第 III 区(level III):为颈内静脉淋巴结中区,范围由舌骨下缘水平线、肩胛舌骨肌上腹、肩胛舌骨肌中间腱水平线及胸锁乳突肌后外侧缘围成,此区域内同 II 区一样,包括颈内静脉周围淋巴结群的一部分,其主要接受颈中部及中下咽部等处的淋巴引流。第 IV 区(level IV):为颈内静脉淋巴结下区,范围由肩胛舌骨肌中间腱水平线、锁骨水平线、胸锁乳突肌前缘及后外侧缘围成,其区域内的淋巴引流接受全身各处,特别是来自锁骨水平以下,除头颈部外全身其他部位的淋巴引流。

第 V 区(level V):为枕后三角区,或称副神经链淋巴结,由胸锁乳突肌后外侧缘、斜方肌前缘及锁骨水平线围成。改良的分区方法以肩胛舌骨肌下腹将此区域分为 Va 区和 Vb 区两个亚区。第 VI 区(level VI):为颈前中央区淋巴结,包括环甲膜淋巴结、气管周围淋巴结、甲状腺周围淋巴结,咽后淋巴结也属这一区。这一区外侧界为颈总动脉鞘内侧缘,上界为舌骨,下界为胸骨上窝。第 VII 区(level VII):为胸骨上缘至主动脉弓上缘的上纵隔区淋巴结。

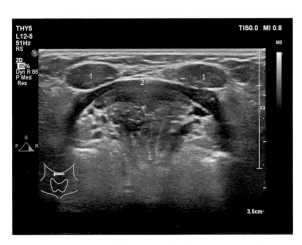

图 1-18 1.二腹肌(前腹);2.下颌舌骨肌。Ⅰ区:颏下及颌下淋巴结,二腹肌前腹将其分为 a(颏下)、b(颌下)区。

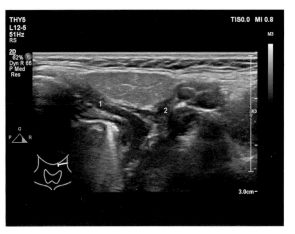

图 1-19 1.下颌舌骨肌;2.茎突舌骨肌。Ⅱ区:前界为茎突舌骨肌,后界为胸锁乳突肌后缘上 1/3,上界为颅底,下界为舌骨水平。

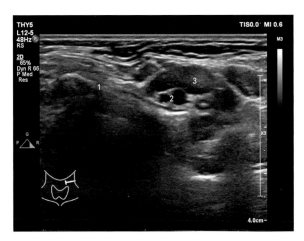

图 1-20 1.舌骨;2.颈总动脉分叉处;3.颈内静脉;舌骨水平为Ⅱ、Ⅲ区分界。

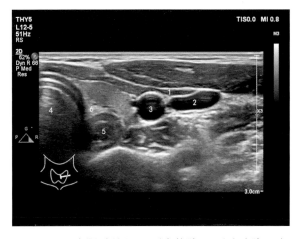

图 1-21 1.肩胛舌骨肌;2.颈内静脉;3.颈总动脉;4.气管;5.食管;6.气管食管沟。肩胛舌骨肌与颈内静脉交界为Ⅲ、Ⅳ区分界。Ⅵ区:两侧界为颈总动脉内侧缘,上界为舌骨水平,下界为胸骨水平。

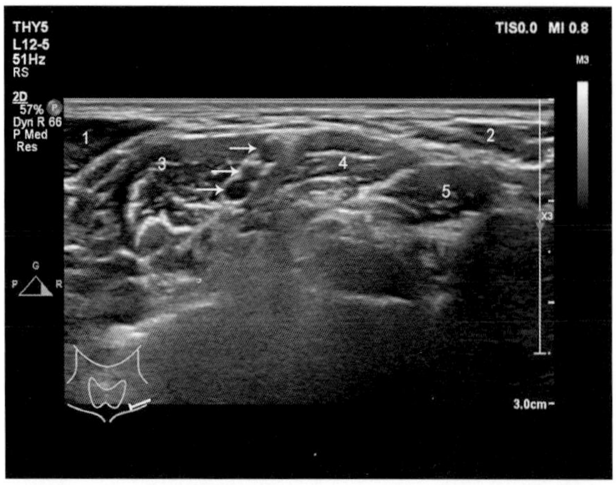

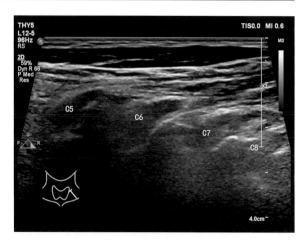

图 1-22　1.胸锁乳突肌;2.斜方肌;3.前斜角肌;4.中斜角肌;5.后斜角肌;→,臂丛神经。Ⅴ区为胸锁乳突肌后缘与斜方肌前缘之间,即颈后三角区及锁骨上区。

图 1-23　颈神经根(C5、C6、C7、C8)。

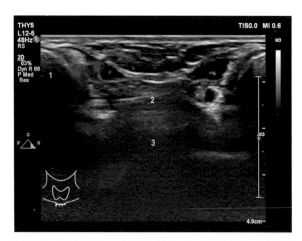

图 1-24　1.锁骨头;2.胸骨上缘;3.主动脉弓。Ⅶ区即胸骨上缘与主动脉弓上缘间的上纵隔区。

第二章
甲状腺及甲状旁腺肿瘤超声诊断病例

第一节　甲状腺良性肿瘤病例

　　常见的甲状腺良性肿瘤包括结节性甲状腺肿、腺瘤性甲状腺肿、滤泡性腺瘤、嗜酸性细胞瘤等。超声表现多为边界清晰、形状规则,呈圆形或椭圆形,前后径和横径的比值(A/T)多小于1,结节内海绵状结构多提示为良性肿物。发生囊性变的肿物内可见液性区,部分肿物周边可见厚度均一的低回声晕环,周边或内部可见少许血流信号。

结节性甲状腺肿囊性变
病例1
病史:患者女,45岁,主因"检查发现甲状腺肿物2年"入院。

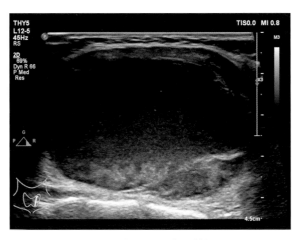

图2-1　肿物二维超声长轴切面。

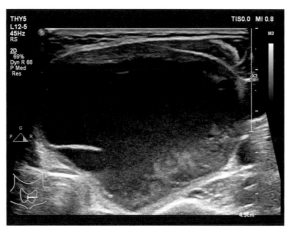

图2-2　肿物二维超声短轴切面。

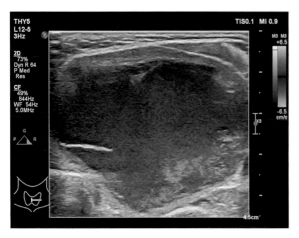

超声特征:甲状腺左叶增大,内可见一巨大囊实性肿物,边界清晰,形态规则,肿物内部以囊性成分为主, 大小约为 5.67cm×5.37cm×3.55cm,未见明显血流信号。

超声提示:甲状腺左叶囊实性肿物(2 类)。

病理结果:结节性甲状腺肿。

图 2-3 肿物彩色多普勒图像。

病例 2

病史:患者男,50 岁,主因"体检发现甲状腺肿物 1 周"入院。

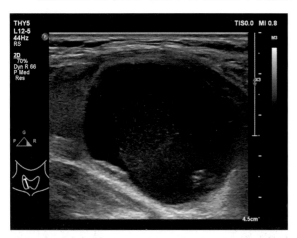

图 2-4 甲状腺右叶肿物二维超声长轴切面。

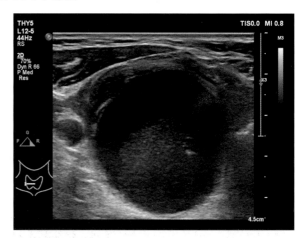

图 2-5 甲状腺右叶肿物二维超声短轴切面。

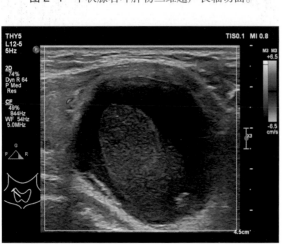

图 2-6 甲状腺右叶肿物彩色多普勒图像。

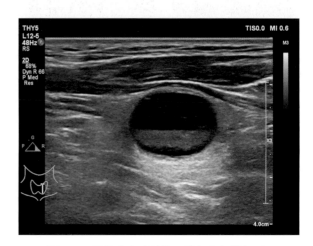

图 2-7 甲状腺左叶肿物二维超声长轴切面。

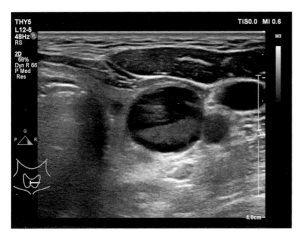

超声特征:甲状腺左、右叶增大,内各可见一囊性肿物,边界清晰,形态规则,内可见絮状等回声漂浮,大小分别为左侧2.13cm×1.94cm×1.61cm,右侧4.33cm×3.56cm×3.34cm,未见明显血流信号。

超声提示:甲状腺左叶及右叶囊性肿物(2类)。

病理结果:(左叶及右叶)结节性甲状腺肿伴出血纤维化及囊性变。

图2-8　甲状腺左叶肿物二维超声短轴切面。

病例3

病史:患者男,42岁,主因"发现甲状腺肿物3个月"入院。

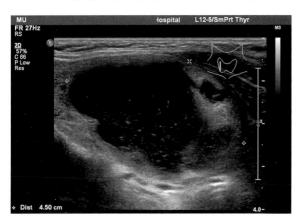

图2-9　肿物二维超声长轴切面。

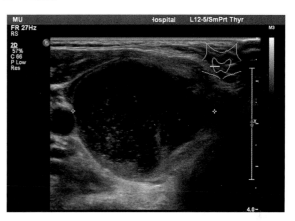

图2-10　肿物二维超声短轴切面。

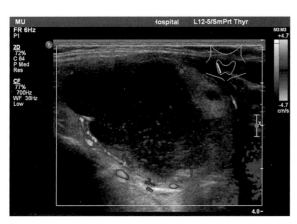

图2-11　肿物彩色多普勒图像。

超声特征:甲状腺右叶增大,内可见一囊性肿物,边界清晰,形态规则,透声欠佳,大小约为4.50cm×3.87cm×3.44cm,周边可见血流信号。

超声提示:甲状腺右叶囊性肿物(2类)。

病理结果:结节性甲状腺肿囊性变。

结节性甲状腺肿

病例 4

病史:患者男,35 岁,主因"发现甲状腺肿物 1 周"入院。

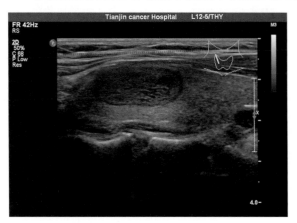

图 2-12　肿物二维超声长轴切面。

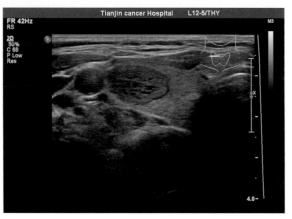

图 2-13　肿物二维超声短轴切面。

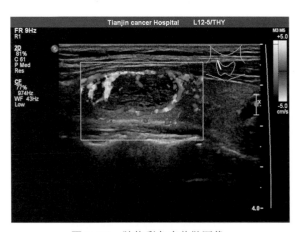

图 2-14　肿物彩色多普勒图像。

超声特征:甲状腺右叶内可见一囊实性肿物,边界清晰,形态规则,内回声不均匀,呈筛网状,大小约为 2.23cm×1.79cm×1.55cm,周边可见少许血流信号。

超声提示:甲状腺右叶囊实性肿物(2 类)。

病理结果:结节性甲状腺肿。

病例 5

病史:患者女,46 岁,主因"发现甲状腺肿物 3 个月"入院。

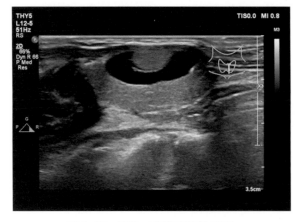

图 2-15　肿物二维超声长轴切面。

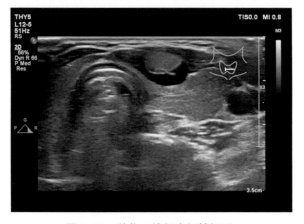

图 2-16　肿物二维超声短轴切面。

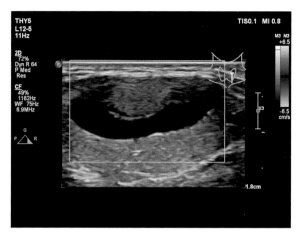

图 2-17　肿物彩色多普勒图像 1。

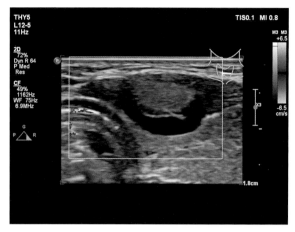

图 2-18　肿物彩色多普勒图像 2。

超声特征:甲状腺左叶内可见一囊实性肿物,边界清晰,形态规则,大小约为 2.07cm×1.75cm×1.35cm,未见明显血流信号。

超声提示:甲状腺左叶囊实性肿物(2 类)。

病理结果:(左叶)结节性甲状腺肿。

病例 6

病史:患者女,30 岁,主因"发现甲状腺肿物 2 天"入院。

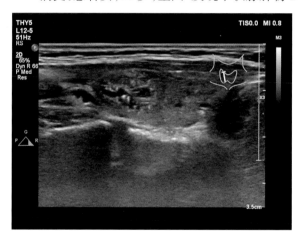

图 2-19　肿物二维超声长轴切面。

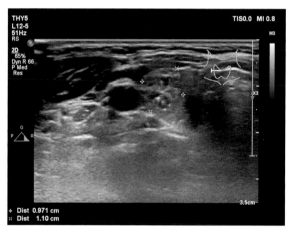

图 2-20　肿物二维超声短轴切面。

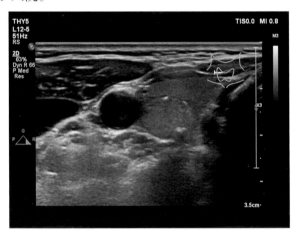

图 2-21　肿物彩色多普勒图像。

超声特征：甲状腺右叶内可见一囊实性肿物，边界欠清晰，形态欠规则，内回声不均匀，呈筛网状，内可见多发点状强回声，大小约为 1.65cm×0.97cm×1.10cm，周边可见少许血流信号。

超声提示：甲状腺右叶囊实性肿物（3 类）。

病理结果：结节性甲状腺肿腺瘤样增生结节。

病例 7

病史：患者女，33 岁，主因"发现甲状腺肿物 3 天"入院。

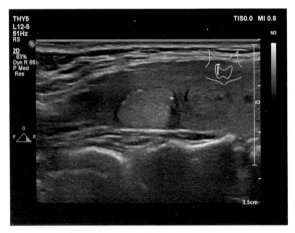

图 2-22　肿物二维超声长轴切面。

图 2-23　肿物二维超声短轴切面。

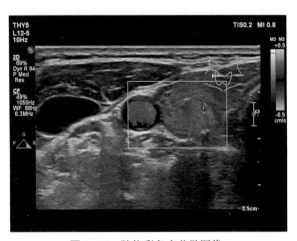

图 2-24　肿物彩色多普勒图像。

超声特征：甲状腺右叶上极可见一实性肿物，边界尚清晰，形态欠规则，呈等回声，内回声不均匀，周边可见粗大钙化，大小约为 1.64cm×1.23cm×1.15cm，可见少许血流信号。

超声提示：甲状腺右叶实性肿物（3 类）。

病理结果：结节性甲状腺肿伴腺瘤样增生结节。

病例 8

病史:患者女,60 岁,主因"发现甲状腺肿物 1 个月"入院。

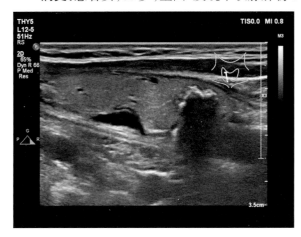

图 2-25　肿物二维超声长轴切面。

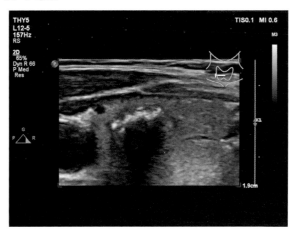

图 2-26　肿物二维超声短轴切面。

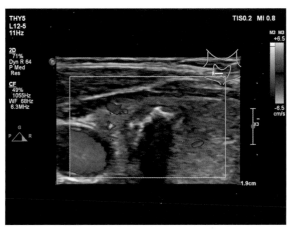

图 2-27　肿物彩色多普勒图像。

超声特征:甲状腺右叶内可见一低回声实性肿物,边界欠清晰,形态不规则,内回声不均匀,可见大小不等钙化后伴声影,大小约为 1.57cm×1.45cm×1.43cm,未见明显血流信号。

超声提示:甲状腺右叶实性肿物伴钙化(4a 类)。

病理结果:结节性甲状腺肿伴纤维化及钙化。

病例 9

病史:患者女,55 岁,主因"发现甲状腺肿物 3 个月"入院。

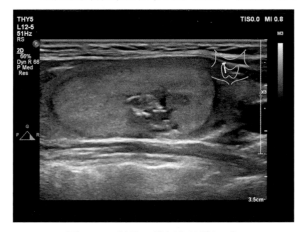

图 2-28　肿物二维超声长轴切面。

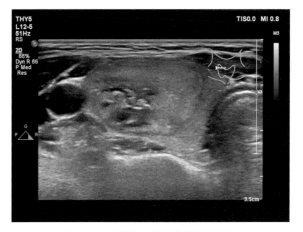

图 2-29　肿物二维超声短轴切面。

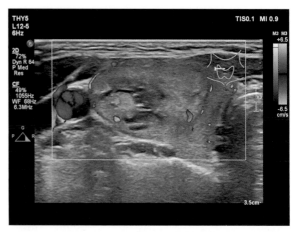

图 2-30 肿物彩色多普勒图像 1。

图 2-31 肿物彩色多普勒图像 2。

超声特征：甲状腺右叶增大，可见一实性肿物，边界尚清晰，形态规则，呈等回声，内回声不均匀，可见粗大钙化，周边可见低回声晕环，大小约为 3.68cm×2.64cm×2.36cm，周边及内部可见点线状血流信号。

超声提示：甲状腺右叶实性肿物（3 类）。

病理结果：结节性甲状腺肿伴纤维化及钙化。

病例 10

病史：患者女，62 岁，主因"发现甲状腺肿物半年"入院。

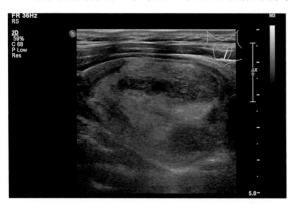

图 2-32 肿物二维超声长轴切面。

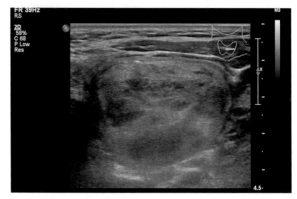

图 2-33 肿物二维超声短轴切面。

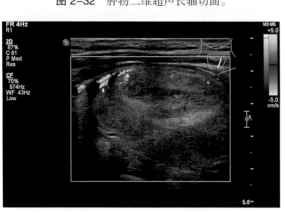

图 2-34 肿物彩色多普勒图像。

超声特征：甲状腺左叶增大，可见一实性肿物，边界尚清晰，形态规则，呈低回声，内回声不均匀，大小约为 3.54cm×3.22cm×2.68cm，周边及内部可见点线状血流信号。

超声提示：甲状腺左叶实性肿物（3 类）。

病理结果：结节性甲状腺肿。

病例11

病史:患者男,45岁,主因"发现甲状腺肿物3天"入院。

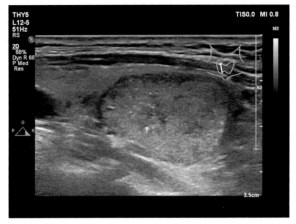

图2-35　肿物二维超声长轴切面。

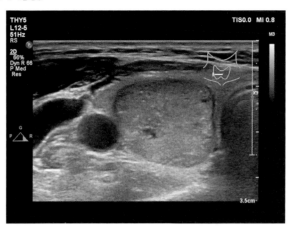

图2-36　肿物二维超声短轴切面。

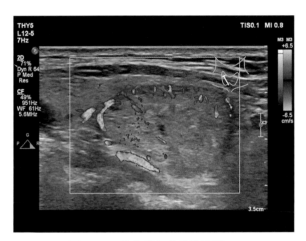

图2-37　肿物彩色多普勒图像1。

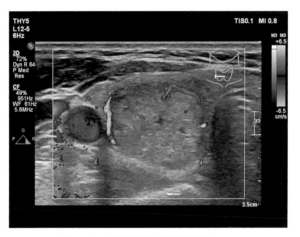

图2-38　肿物彩色多普勒图像2。

　　超声特征:甲状腺右叶上极可见一实性肿物,边界欠清晰,形态规则,呈低回声,内回声不均匀,内可见点状强回声,大小约为3.34cm×2.45cm×2.16cm,周边可见血流信号。

　　超声提示:甲状腺右叶实性肿物(4a类)。

　　病理结果:桥本甲状腺炎伴腺瘤样增生结节。

腺瘤性甲状腺肿

病例 12

病史:患者男,45 岁,主因"发现甲状腺肿大 2 周"入院。

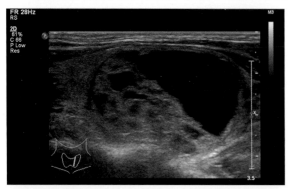

图 2-39 肿物二维超声长轴切面。

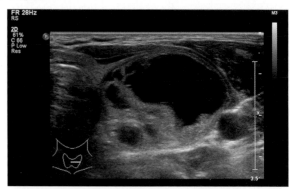

图 2-40 肿物二维超声短轴切面。

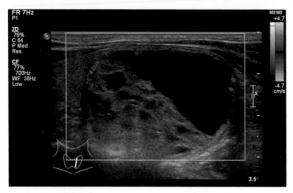

图 2-41 肿物彩色多普勒图像 1。

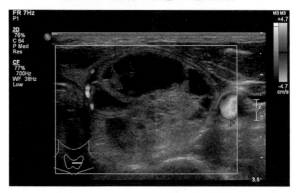

图 2-42 肿物彩色多普勒图像 2。

　　超声特征:甲状腺左叶增大,内可见一囊实性肿物,边界尚清晰,形态规则,内回声不均匀,大小约为 3.63cm×2.89cm×2.51cm,周边及内部可见少许血流信号。

　　超声提示:甲状腺左叶囊实性肿物(2 类)。

　　病理结果:腺瘤性甲状腺肿。

病例 13

　　病史:患者女,47 岁,主因"发现甲状腺肿物 1 周"入院。

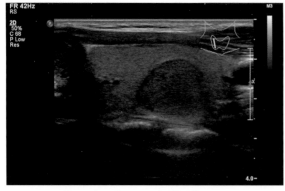

图 2-43 肿物二维超声长轴切面。

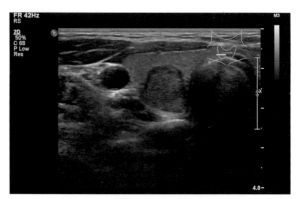

图 2-44 肿物二维超声短轴切面。

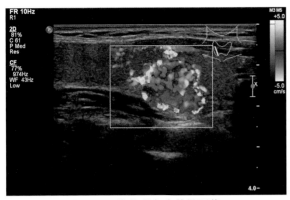

图 2-45　肿物彩色多普勒图像。

超声特征:甲状腺右叶内可见一实性肿物,边界尚清晰,形态欠规则,呈低回声,内回声不均匀,大小约为1.66cm×1.28cm×1.36cm,可见丰富的血流信号。

超声提示:甲状腺右叶实性肿物(4a 类)。

病理结果:腺瘤性甲状腺肿。

病例 14

病史:患者女,40 岁,主因"发现甲状腺肿物 1 周"入院。

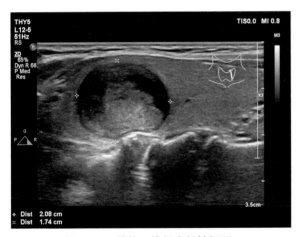

图 2-46　肿物二维超声长轴切面。

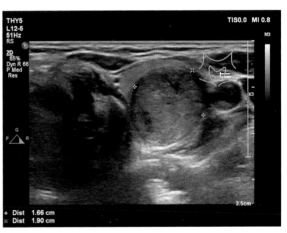

2-47　肿物二维超声短轴切面。

超声特征:甲状腺左叶中上部内可见一囊实性肿物,边界尚清晰,形态规则,实性区呈等回声,内回声不均匀,周边可见低回声晕环,大小约为2.08cm×1.66cm×1.90cm,周边可见条形血流信号。

超声提示:甲状腺左叶囊实性肿物(2 类)。

病理结果:腺瘤性甲状腺肿。

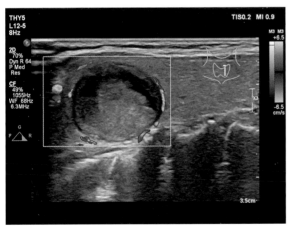

图 2-48　肿物彩色多普勒图像。

病例 15

病史：患者女,44 岁,主因"发现甲状腺肿物 1 周"入院。

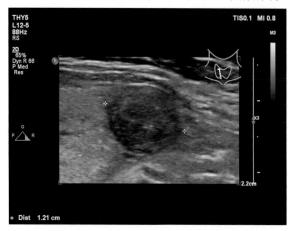

图 2-49 肿物二维超声长轴切面。

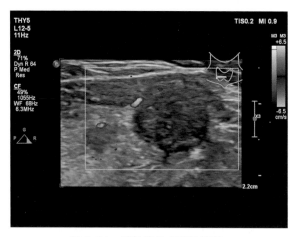

图 2-51 肿物彩色多普勒图像。

图 2-50 肿物二维超声短轴切面。

超声特征：甲状腺左叶内可见一实性肿物,边界欠清晰,形态欠规则,呈低回声,内回声不均匀,内可见点状强回声,大小约为 1.21cm×1.02cm×0.94cm,内可见点状血流信号。

超声提示：甲状腺左叶实性肿物(4a 类)。

病理结果：腺瘤性甲状腺肿伴出血、纤维化及胆固醇结晶。

病例 16

病史：患者女,43 岁,主因"体检发现甲状腺肿物 2 周"入院。

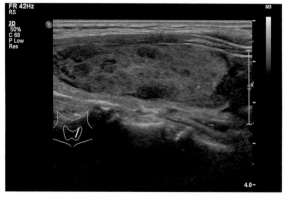

图 2-52 肿物二维超声长轴切面。

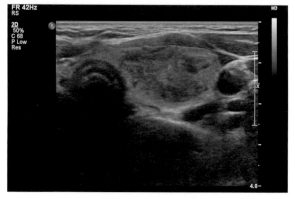

图 2-53 肿物二维超声短轴切面。

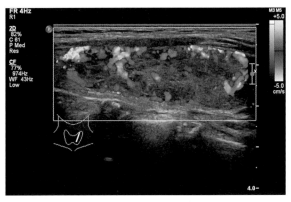

图 2-54　肿物彩色多普勒图像 1。

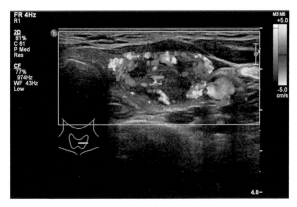

图 2-55　肿物彩色多普勒图像 2。

超声特征:甲状腺左叶内可见一实性肿物,边界清晰,形态规则,呈低回声,内回声不均匀,大小约为 3.58cm×2.21cm×1.37cm,内可见较丰富的血流信号。

超声提示:甲状腺左叶实性肿物(3 类)。

病理结果:腺瘤性甲状腺肿。

病例 17

病史:患者女,30 岁,主因"发现甲状腺肿物 8 个月"入院。

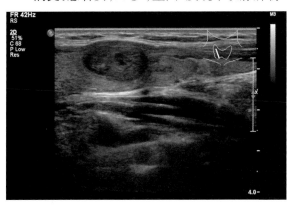

图 2-56　肿物二维超声长轴切面。

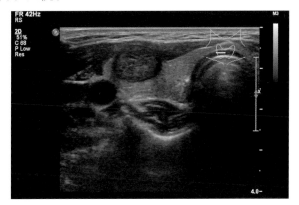

图 2-57　肿物二维超声短轴切面。

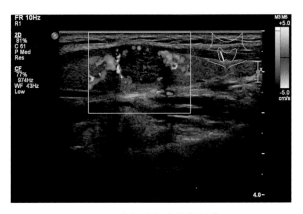

图 2-58　肿物彩色多普勒图像 1。

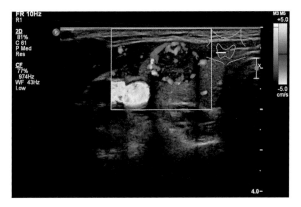

图 2-59　肿物彩色多普勒图像 2。

超声特征:甲状腺右叶内可见一实性肿物,边界欠清晰,形态尚规则,外突生长,呈低回声,内回声不均匀,大小约为 1.33cm×1.08cm×0.93cm,周边可见较丰富的血流信号。

超声提示:甲状腺右叶实性肿物(4a 类)。

病理结果:腺瘤性甲状腺肿。

病例 18

病史:患者女,30 岁,主因"发现甲状腺肿物 8 个月"入院。

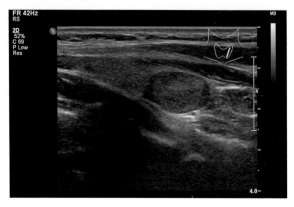

图 2-60　肿物二维超声长轴切面。

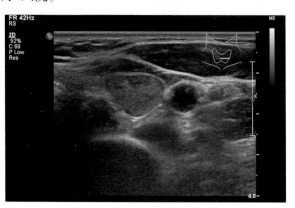

图 2-61　肿物二维超声短轴切面。

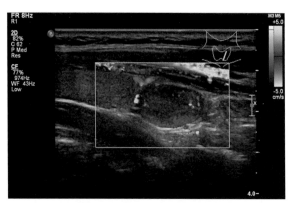

图 2-62　肿物彩色多普勒图像 1。

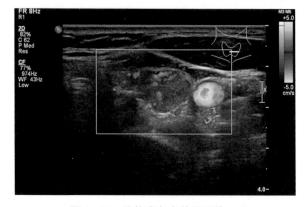

图 2-63　肿物彩色多普勒图像 2。

超声特征:甲状腺左叶内可见一实性肿物,部分边界欠清晰,形态尚规则,呈低回声,内回声不均匀,大小约为 1.62cm×1.23cm×1.11cm,内可见较丰富的血流信号。

超声提示:甲状腺左叶实性肿物(4a 类)。

病理结果:腺瘤性甲状腺肿伴滤泡上皮生长活跃。

病例 19

病史:患者男,57 岁,主因"发现甲状腺肿物 1 个月"入院。

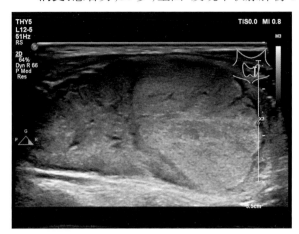

图 2-64　肿物二维超声长轴切面。

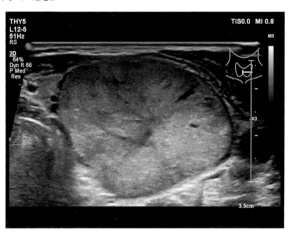

图 2-65　肿物二维超声短轴切面。

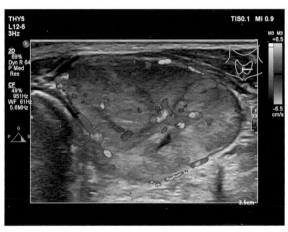

图 2-66　肿物彩色多普勒图像。

超声特征:甲状腺左叶增大,内可见一实性肿物,边界尚清晰,形态欠规则,呈中低回声,内回声不均匀,周边可见低回声晕环,大小约为 5.52cm×4.24cm×3.01cm,周边及内部可见点线状血流信号。

超声提示:甲状腺左叶实性肿物(4a 类)。

病理结果:腺瘤性甲状腺肿伴纤维化及钙化。

桥本甲状腺炎

病例 20

病史:患者女,55 岁,主因"发现甲状腺肿物 3 个月"入院。

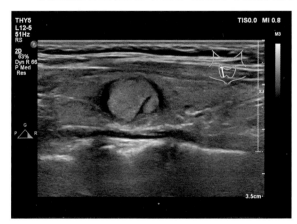

图 2-67　肿物二维超声长轴切面。

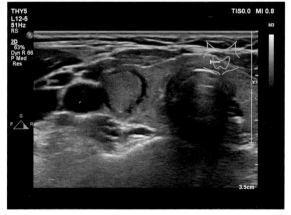

图 2-68　肿物二维超声短轴切面。

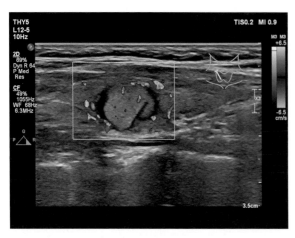

图 2-69　肿物彩色多普勒图像。

超声特征：甲状腺右叶中部可见一实性肿物，边界尚清晰，形态欠规则，呈等回声，内回声不均匀，周边可见薄厚不一晕环，大小约为 2.02cm×1.42cm×1.53cm，周边及内部可见点线状血流信号。

超声提示：甲状腺右叶实性肿物（4a 类）。

病理结果：桥本甲状腺炎伴纤维化结节。

病例 21

病史：患者女，46 岁，主因"发现甲状腺肿物 5 天"入院。

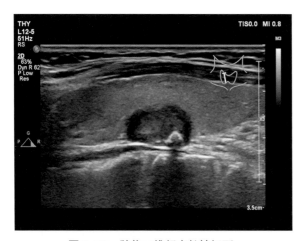

图 2-70　肿物二维超声长轴切面。

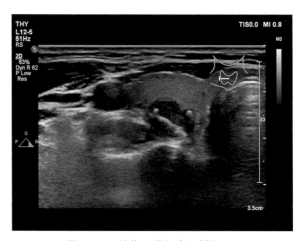

图 2-71　肿物二维超声短轴切面。

超声特征：甲状腺右叶回声不均匀，中部可见一实性肿物，边界尚清晰，形态欠规则，呈低回声，内回声不均匀，内可见粗大钙化，大小约为 2.03cm×1.62cm×1.53cm，未见明显血流信号。

超声提示：甲状腺右叶实性肿伴钙化（3 类）。

病理结果：桥本甲状腺炎伴纤维化钙化结节及部分滤泡增生活跃。

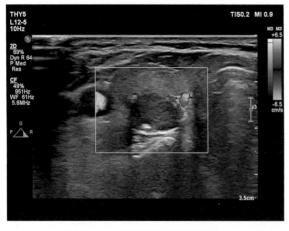

图 2-72　肿物彩色多普勒图像。

病例 22

病史:患者女,44 岁,主因"发现甲状腺肿物 1 个月"入院。

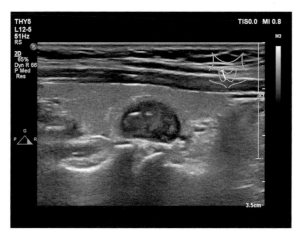

图 2-73 肿物二维超声长轴切面。

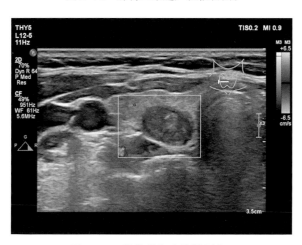

图 2-75 肿物彩色多普勒图像。

图 2-74 肿物二维超声短轴切面。

超声特征:甲状腺右叶中下部可见一实性肿物,边界尚清晰,形态欠规则,呈低回声,内回声不均匀,可见大小不等钙化,大小约为 1.48cm×1.33cm×0.88cm,未见明显血流信号。

超声提示:甲状腺右叶实性肿物(4a 类)。

病理结果:桥本甲状腺炎伴纤维化及钙化结节。

甲状腺滤泡性腺瘤

病例 23

病史:患者女,47 岁,主因"发现甲状腺肿物 2 个月"入院。

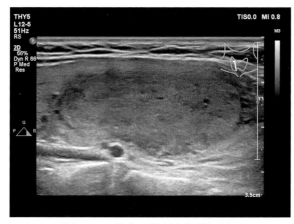

图 2-76 肿物二维超声长轴切面。

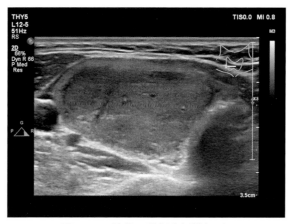

图 2-77 肿物二维超声短轴切面。

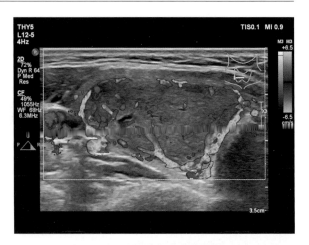

图 2-78 肿物彩色多普勒图像 1。　　　　图 2-79 肿物彩色多普勒图像 2。

超声特征:甲状腺右叶增大,内可见一实性肿物,边界欠清晰,形态欠规则,呈低回声,内回声不均匀,大小约为 4.32cm×3.74cm×3.14cm,周边可见较丰富的血流信号。

超声提示:甲状腺右叶实性肿物(4a 类)。

病理结果:滤泡性腺瘤。

病例 24

病史:患者女,35 岁,主因"发现甲状腺肿物 3 天"入院。

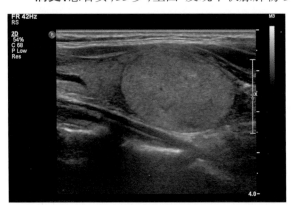

图 2-80 肿物二维超声长轴切面。

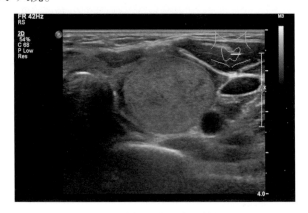

图 2-81 肿物二维超声短轴切面。

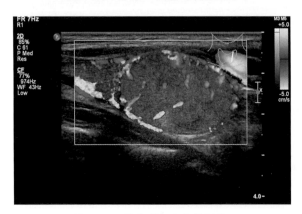

图 2-82 肿物彩色多普勒图像。

超声特征:甲状腺左叶内可见一实性肿物,边界清晰,形态规则,呈等回声,内回声不均匀,大小约为 2.43cm×2.23cm×1.92cm,周边可见血流信号。

超声提示:甲状腺右叶实性肿物(3 类)。

病理结果:滤泡性腺瘤。

病例 25

病史:患者女,47 岁,主因"体检发现甲状腺肿物 5 年"入院。

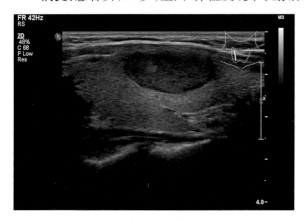

图 2-83　肿物二维超声长轴切面。

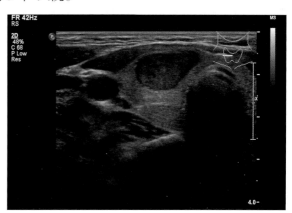

图 2-84　肿物二维超声短轴切面。

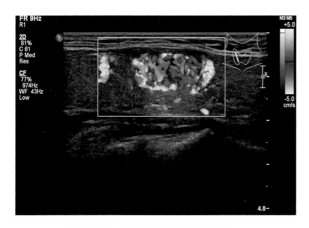

图 2-85　肿物彩色多普勒图像 1。

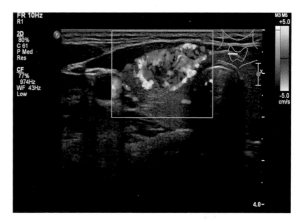

图 2-86　肿物彩色多普勒图像 2。

　　超声特征:甲状腺右叶内可见一实性肿物,边界清晰,形态规则,呈低回声,内回声不均匀,大小约为 1.98cm×1.68cm×1.12cm,内可见丰富的血流信号。

　　超声提示:甲状腺右叶实性肿物(3 类)。

　　病理结果:滤泡性腺瘤。

病例 26

病史:患者女,43岁,主因"体检发现甲状腺肿物2周"入院。

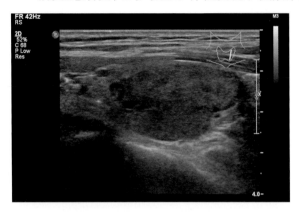

图 2-87　肿物二维超声长轴切面。

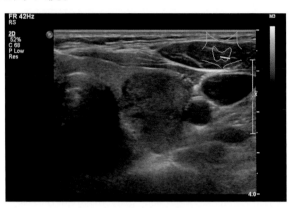

图 2-88　肿物二维超声短轴切面。

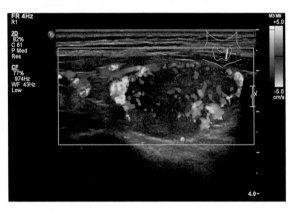

图 2-89　肿物彩色多普勒图像。

超声特征:甲状腺左叶内可见一实性肿物,局部边界不清,形态欠规则,呈低回声,内回声不均匀,大小约为 3.31cm×1.78cm×1.94cm,内可见较丰富的血流信号。

超声提示:甲状腺左叶实性肿物(4a 类)。

病理结果:滤泡性腺瘤伴上皮生长活跃。

病例 27

病史:患者男,45岁,主因"发现甲状腺肿大2周"入院。

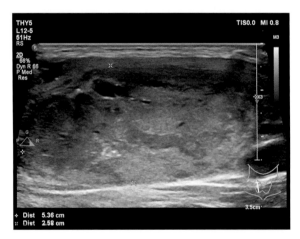

图 2-90　肿物二维超声长轴切面。

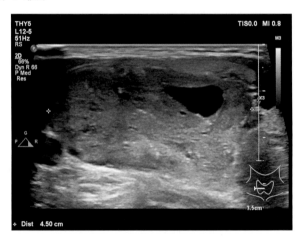

图 2-91　肿物二维超声短轴切面。

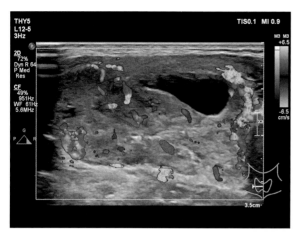

图 2-92　肿物彩色多普勒图像。

超声特征：甲状腺右叶增大，内可见一囊实性肿物，边界尚清晰，形态欠规则，实性成分为主，实性区呈低回声，内回声不均匀，大小约为 5.36cm×4.56cm×2.58cm，周边及内部可见较丰富的血流信号。

　　超声提示：甲状腺右叶囊实性肿物（3 类）。

　　病理结果：滤泡性腺瘤。

病例 28

病史：患者女，55 岁，主因"发现甲状腺肿物 3 年"入院。

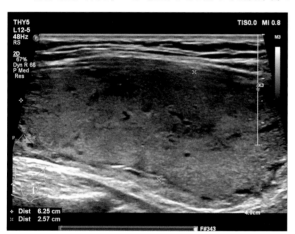

图 2-93　肿物二维超声长轴切面。

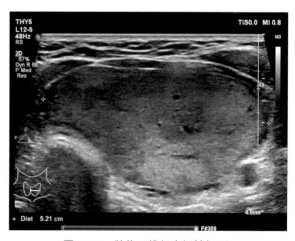

图 2-94　肿物二维超声短轴切面。

超声特征：甲状腺右叶增大，内可见一实性肿物，边界尚清晰，形态尚规则，呈低回声，内回声不均匀，大小约为 6.25cm×5.21cm×2.57cm，周边可见较丰富的血流信号。

　　超声提示：甲状腺右叶实性肿物（3 类）。

　　病理结果：滤泡性腺瘤。

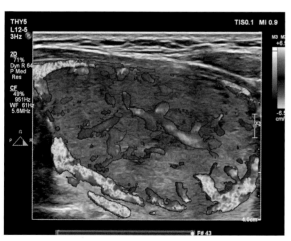

图 2-95　肿物彩色多普勒图像。

病例 29

病史:患者女,41 岁,主因"发现甲状腺肿物 1 年"入院。

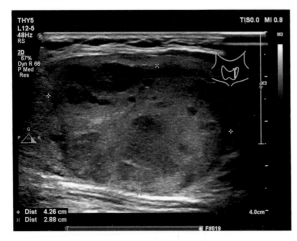

图 2-96　肿物二维超声长轴切面。

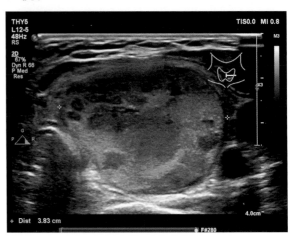

图 2-97　肿物二维超声短轴切面。

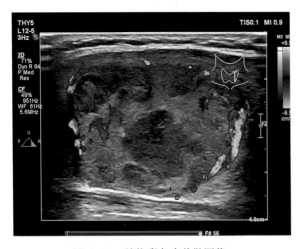

图 2-98　肿物彩色多普勒图像。

超声特征:甲状腺左叶增大,左叶下极可见一 4.26cm×3.83cm×2.88cm 的实性肿物,边界清晰,形状欠规则,呈低回声,内回声不均匀,肿物周边可见血流信号。

超声提示:甲状腺左叶实性肿物(3 类)。

病理结果:滤泡性腺瘤。

病例 30

病史:患者女,61 岁,主因"发现甲状腺肿物 1 年余"入院。

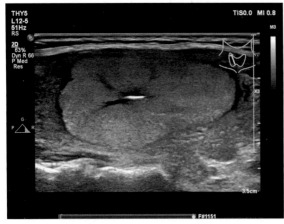

图 2-99　肿物二维超声长轴切面。

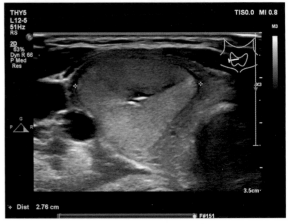

图 2-100　肿物二维超声短轴切面。

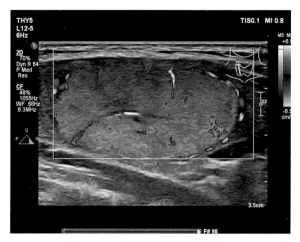

图 2-101　肿物彩色多普勒图像。

超声特征：甲状腺右叶增大，内可见一实性肿物，边界清晰，形态欠规则，呈等回声，内回声不均匀，内可见粗大钙化，大小约为 4.28cm×2.76cm×2.07cm，周边可见血流信号。

超声提示：甲状腺右叶实性肿物（3 类）。

病理结果：滤泡性腺瘤。

病例 31

病史：患者女，48 岁，主因"发现甲状腺肿物 3 个月"入院。

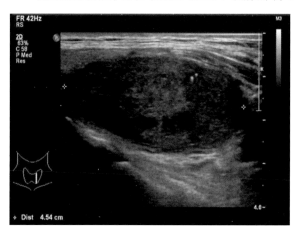

图 2-102　肿物二维超声长轴切面。

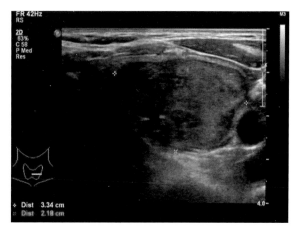

图 2-103　肿物二维超声短轴切面。

超声特征：甲状腺左叶增大，下极可见一实性肿物，边界尚清晰，形态欠规则，呈低回声，内回声不均匀，可见点状强回声，大小约为 4.54cm×3.34cm×2.18cm，周边可见血流信号。

超声提示：甲状腺左叶实性肿物（4a 类）。

病理结果：滤泡性腺瘤。

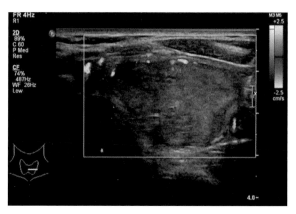

图 2-104　肿物彩色多普勒图像。

病例 32

病史:患者女,40岁,主因"发现甲状腺肿物5天"入院。

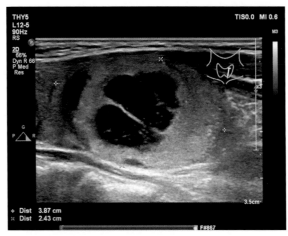

图 2-105　肿物二维超声长轴切面。

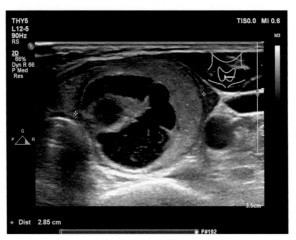

图 2-106　肿物二维超声短轴切面。

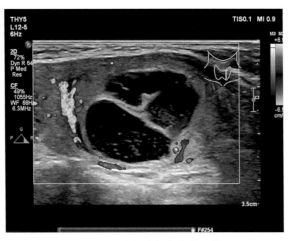

图 2-107　肿物彩色多普勒图像。

超声特征:甲状腺左叶增大,内可见一囊实性肿物,边界尚清晰,形态尚规则,内回声不均匀,周边可见低回声晕环,大小约为3.87cm×2.85cm×2.43cm,周边可见血流信号。

超声提示:甲状腺左叶囊实性肿物(3类)。

病理结果:滤泡性腺瘤。

甲状腺嗜酸细胞瘤

病例 33

病史：患者男，36 岁，主因"发现甲状腺结节 1 天"入院。

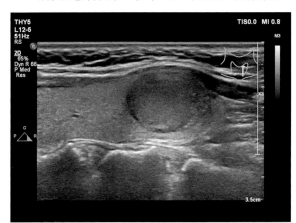

图 2-108　肿物二维超声长轴切面。

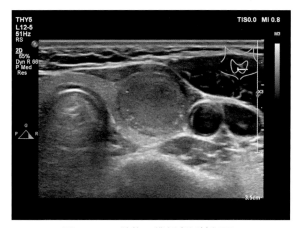

图 2-109　肿物二维超声短轴切面。

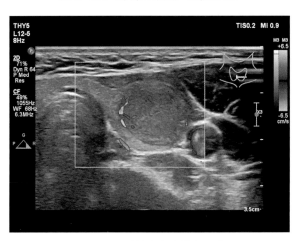

图 2-110　肿物彩色多普勒图像。

　　超声特征：甲状腺左叶内可见一实性肿物，边界尚清晰，形态尚规则，呈低回声，内回声欠均匀，可见点状强回声，大小约为 2.23cm×2.46cm×1.95cm，内可见少许血流信号。

　　超声提示：甲状腺左叶实性肿物（4a 类）。

　　病理结果：嗜酸细胞瘤。

第二节　甲状腺恶性肿瘤病例

甲状腺乳头状癌

甲状腺恶性肿瘤中最常见的是甲状腺乳头状癌,占甲状腺癌的 75.5%~87.3%,女性与男性发病比例为 2.6:1~4:1。此外,还包括髓样癌、滤泡癌、未分化癌、恶性淋巴瘤等其他病理亚型。

病例 34

病史:患者女,56 岁,主因"体检发现甲状腺肿物 1 个月"入院。

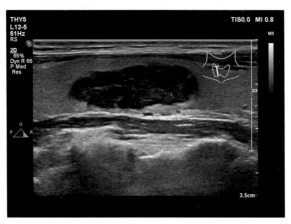 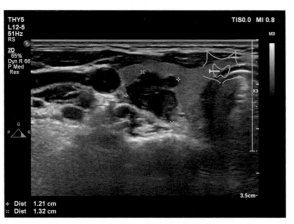

图 2-111　肿物二维超声长轴切面。　　　　　　图 2-112　肿物二维超声短轴切面。

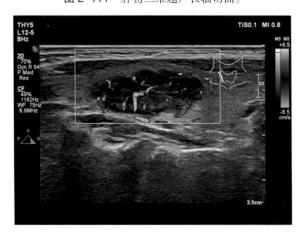 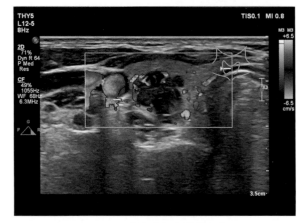

图 2-113　肿物彩色多普勒图像 1。　　　　　　图 2-114　肿物彩色多普勒图像 2。

　　超声特征:甲状腺右叶中部、外侧、深层可见一实性肿物,边界尚清晰,形态不规则,呈极低回声,回声不均匀,大小约为 2.95cm×1.21cm×1.32cm,内部血流信号丰富。

　　超声提示:甲状腺右叶实性肿物(4b 类)。

　　病理结果:(右叶)甲状腺乳头状癌。

病例 35

病史：患者女，37 岁，主因"发现甲状腺肿物 2 周入院"。

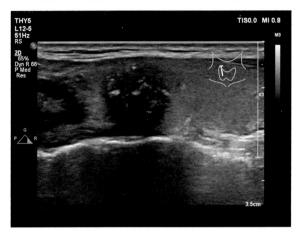

图 2-115　肿物二维超声长轴切面。

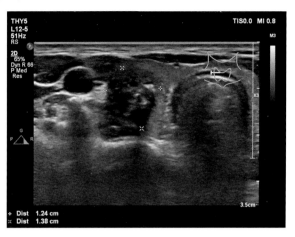

图 2-116　肿物二维超声短轴切面。

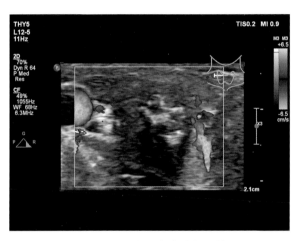

图 2-117　肿物彩色多普勒图像。

超声特征：甲状腺右叶中上部、外侧可见一实性肿物，边界不清晰，形态不规则，呈极低回声，回声不均匀，可见多发强回声，大小不等钙化，大小约为 1.63cm×1.24cm×1.38cm，内部血流信号不丰富。

超声提示：甲状腺右叶实性肿物伴钙化（4c 类）。

病理结果：（右叶）甲状腺乳头状癌。

病例 36

病史：患者女，56 岁，主因"发现颈前肿物 1 周"入院。

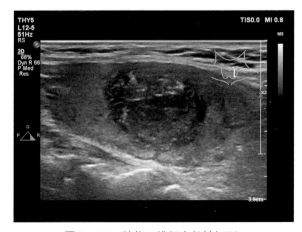

图 2-118　肿物二维超声长轴切面。

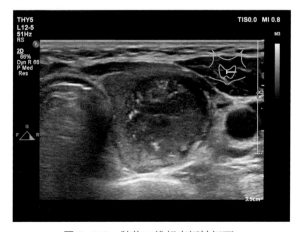

图 2-119　肿物二维超声短轴切面。

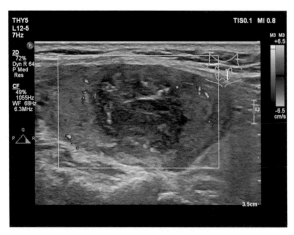

图 2-120 肿物彩色多普勒图像。

超声特征:甲状腺左叶中部、外侧可见一实性肿物,边界不清晰,形态不规则,呈低回声,回声不均匀,可见多发强回声小钙化,大小约为 2.54cm×1.97cm×2.04cm,内部血流信号不丰富。

超声提示:甲状腺左叶实性肿物(4c 类)。

病理结果:(左叶)甲状腺乳头状癌。

病例 37

病史:患者男,47 岁,主因"体检发现甲状腺肿物 10 天"入院。

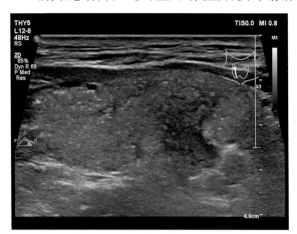

图 2-121 甲状腺右叶肿物二维超声长轴切面。

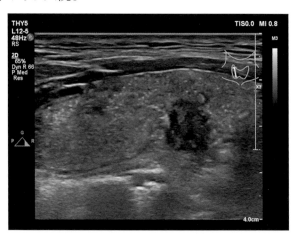

图 2-122 甲状腺右叶肿物二维超声长轴切面。

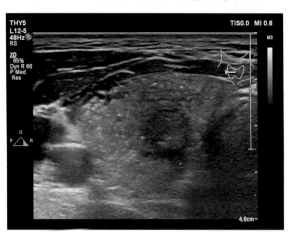

图 2-123 甲状腺右叶肿物二维超声短轴切面。

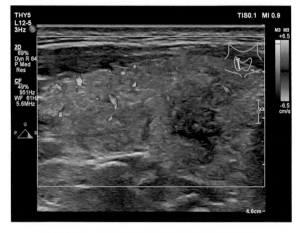

图 2-124 甲状腺右叶肿物彩色多普勒图像。

　　超声特征：甲状腺右叶增大，实质内可见弥漫分布强回声小钙化，右叶下极、深层、内侧可见一实性肿物，边界不清晰，形状不规则，内部可见多发强回声小钙化，大小约为 1.09cm×0.93cm×1.32cm，血流信号不丰富。

　　超声提示：甲状腺右叶弥漫性钙化，实性肿物伴钙化（4c 类）。

　　病理结果：（右叶）甲状腺乳头状癌（弥漫硬化型）。

甲状腺微小乳头状癌
病例 38
病史：患者女，54 岁，主因"发现甲状腺肿物 4 个月"入院。

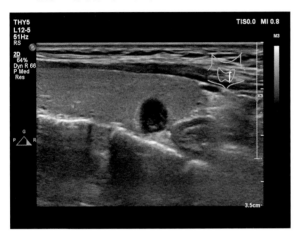

图 2-125　肿物二维超声长轴切面。

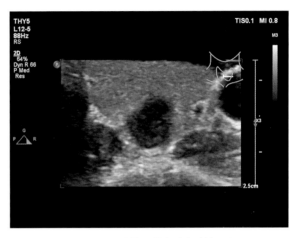

图 2-126　肿物二维超声短轴切面。

　　超声特征：甲状腺左叶下极深层可见一实性结节，边界不清晰，形态不规则，纵横比>1，呈极低回声，回声不均匀，大小约为 0.83cm×0.86cm×0.91cm，未见明显血流信号。

　　超声提示：甲状腺左叶实性结节（4b 类）。

　　病理结果：（左叶）甲状腺微小乳头状癌。

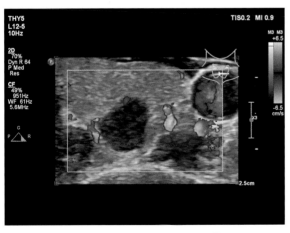

图 2-127　肿物彩色多普勒图像。

病例 39

病史：患者女，34 岁，主因"发现甲状腺肿物半年"入院。

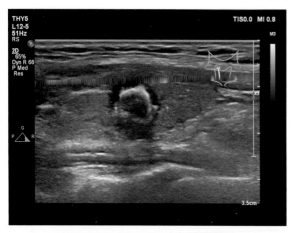

图 2-128　肿物二维超声长轴切面。

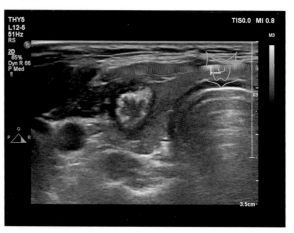

图 2-129　肿物二维超声短轴切面。

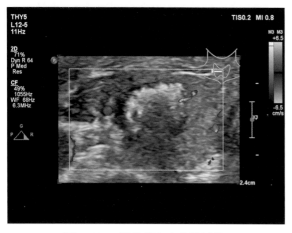

图 2-130　肿物彩色多普勒图像。

超声特征：甲状腺右叶中部可见一实性肿物，边界不清晰，形态不规则，呈低回声，回声不均匀，可见多发强回声小钙化，大小约为 1.28cm×1.01cm×1.19cm，未见明显血流信号。

超声提示：甲状腺右叶实性肿物伴钙化（4c 类）。

病理结果：（右叶）甲状腺乳头状癌。

病例 40

病史：患者女，48 岁，主因"发现甲状腺肿物半年"入院。

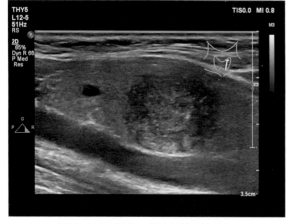

图 2-131　肿物二维超声长轴切面。

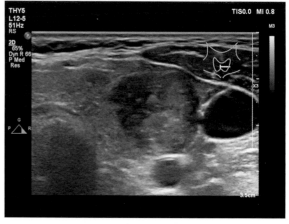

图 2-132　肿物二维超声短轴切面。

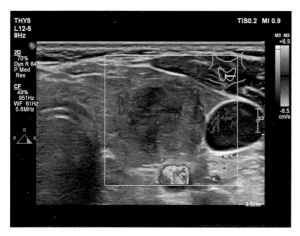

图 2-133　肿物彩色多普勒图像。

超声特征:甲状腺左叶中下部可见一实性肿物,边界欠清晰,形态欠规则,呈稍低回声,回声不均匀,可见多发强回声小钙化,大小约为 2.26cm×1.88cm×1.89cm,可见少许血流信号。

超声提示:甲状腺左叶实性肿物伴钙化(4b类)。

病理结果:(左叶)甲状腺乳头状癌。

病例 41

病史:患者女,48 岁,主因"发现甲状腺肿物 2 年"入院。

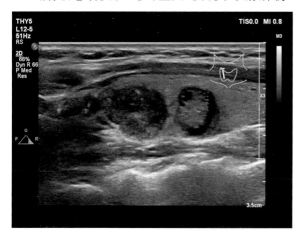

图 2-134　中部肿物二维超声短轴切面。

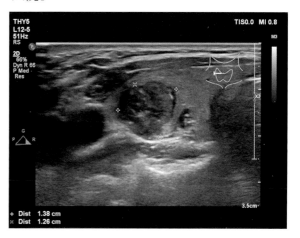

图 2-135　上极肿物二维超声长轴切面。

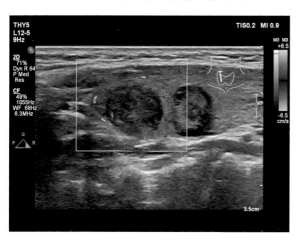

图 2-136　上极肿物二维超声短轴切面。

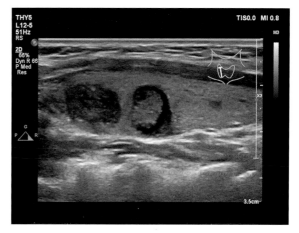

图 2-137　上极肿物彩色多普勒图像。

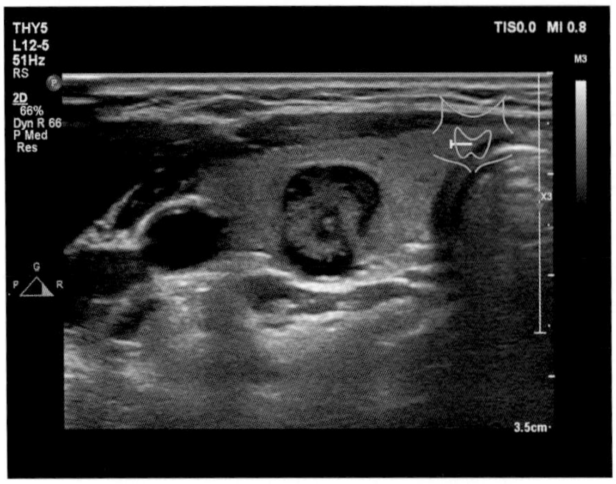

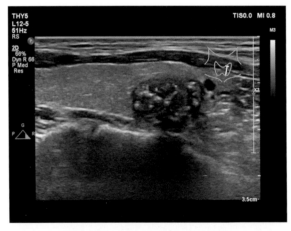

图2-138　中部肿物二维超声长轴切面。

超声特征：甲状腺右叶上极可见一实性肿物，边界不清晰，形态不规则，呈低回声，回声不均匀，可见强回声小钙化，大小约为1.55cm×1.38cm×1.27cm，可见点状血流信号。

甲状腺右叶中部可见一实性肿物，边界尚清晰，形态不规则，呈低回声，回声不均匀，周边可见不规则无回声区，可见强回声小钙化，大小约为0.95cm×1.03cm×1.26cm，可见点状血流信号。

超声提示：甲状腺右叶双发实性肿物伴钙化（4a类）。

病理结果：（右叶）多灶甲状腺乳头状癌。

病例 42

病史：患者男，42岁，主因"发现甲状腺肿物5天"入院。

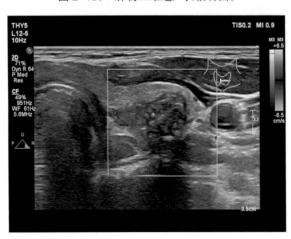

图2-139　肿物二维超声长轴切面。

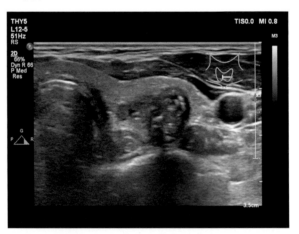

图2-140　肿物二维超声短轴切面。

超声特征：甲状腺左叶下极可见一实性肿物，边界尚清晰，形态不规则，呈低回声，回声不均匀，可见多发强回声小钙化，大小约为1.68cm×0.93cm×1.39cm，未见明显血流信号。

超声提示：甲状腺左叶实性肿物伴钙化（4b类）。

病理结果：（左叶）甲状腺乳头状癌。

图2-141　肿物彩色多普勒图像。

病例 43

病史:患者女,41岁,主因"发现甲状腺肿物半年"入院。

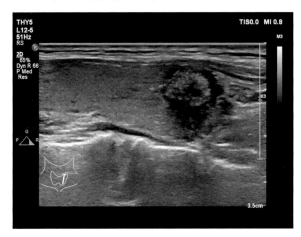

图 2-142　肿物二维超声长轴切面。

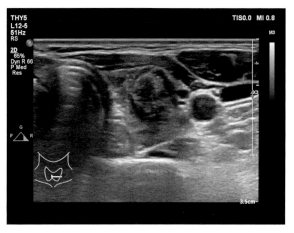

图 2-143　肿物二维超声短轴切面。

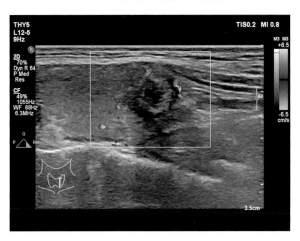

图 2-144　肿物彩色多普勒图像。

超声特征:甲状腺左叶下极可见一实性肿物,边界尚清晰,形态不规则,呈极低回声,回声不均匀,可见沙砾样钙化,大小约为 1.50cm×1.17cm×1.29cm,可见少许血流信号。

超声提示:甲状腺右叶实性肿物伴钙化(4c类)。

病理结果:(左叶)甲状腺乳头状癌。

病例 44

病史:患者男,60岁,主因"发现甲状腺肿物 2 个月"入院。

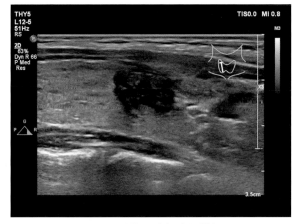

图 2-145　肿物二维超声短轴切面。

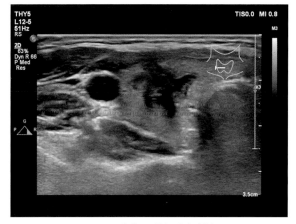

图 2-146　肿物二维超声长轴切面。

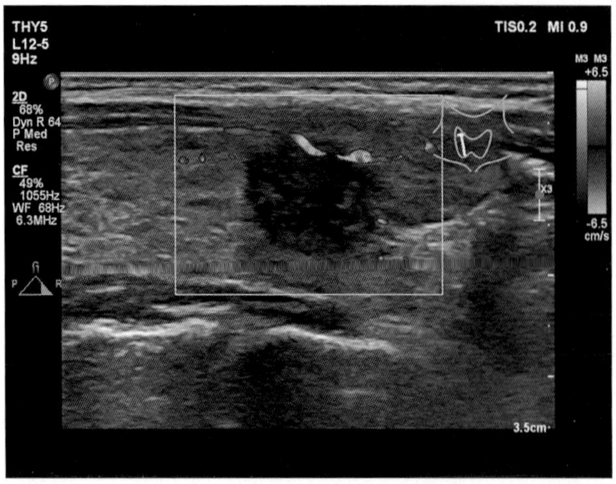

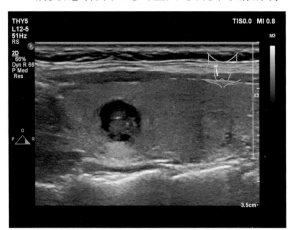

图 2-147　肿物彩色多普勒图像。

超声特征：甲状腺右叶下极可见一实性肿物，边界不清晰，形态不规则，呈极低回声，回声不均匀，可见多发强回声小钙化，甲状腺被膜不连续，大小约为 1.43cm×1.33cm×1.38cm，可见少许血流信号。

超声提示：甲状腺右叶实性肿物伴钙化（4c 类）。

病理结果：（右叶）甲状腺乳头状癌。

病例 45

病史：患者男，35 岁，主因"发现甲状腺肿物 2 个月"入院。

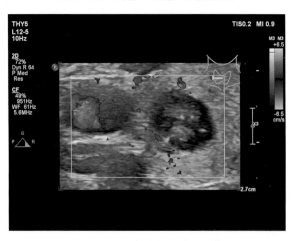

图 2-148　肿物二维超声长轴切面。

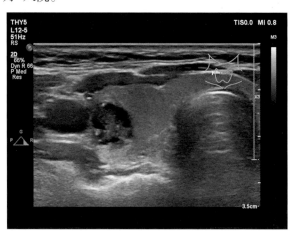

图 2-149　肿物二维超声短轴切面。

超声特征：甲状腺右叶上极可见一实性肿物，边界欠清晰，形态不规则，周边可见薄厚不一晕环，回声不均匀，可见强回声小钙化及结晶，大小约为 1.07cm×0.93cm×1.10cm，未见明显血流信号。

超声提示：甲状腺右叶实性肿物伴钙化（4b 类）。

病理结果：（右叶）甲状腺乳头状癌。

图 2-150　肿物彩色多普勒图像。

病例 46

病史：患者女，48 岁，主因"发现甲状腺肿物半年"入院。

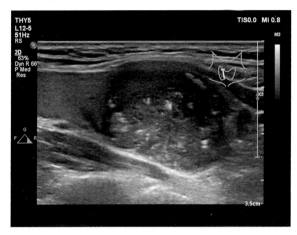

图 2-151　肿物二维超声长轴切面。

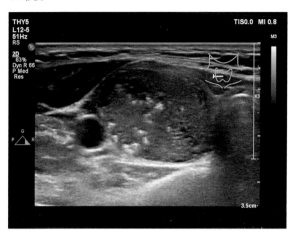

图 2-152　肿物二维超声短轴切面。

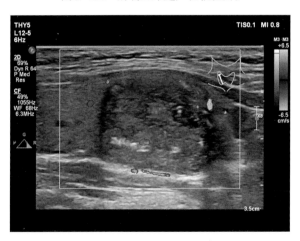

图 2-153　肿物彩色多普勒图像 1。

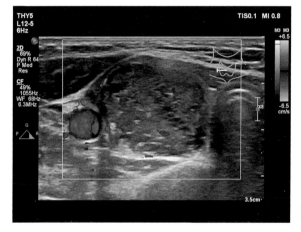

图 2-154　肿物彩色多普勒图像 2。

超声特征：甲状腺右叶下极可见一实性肿物，边界欠清晰，形态欠规则，呈低回声，回声不均匀，可见强回声小钙化，大小约为 2.26cm×1.88cm×1.89cm，可见少许血流信号。

超声提示：甲状腺右叶实性肿物伴钙化（4b 类）。

病理结果：（右叶）甲状腺乳头状癌。

病例 47

病史:患者女,59岁,主因"发现甲状腺肿物半年"入院。

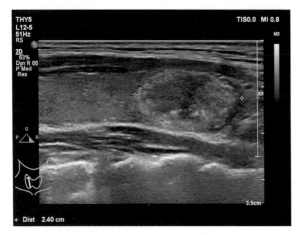

图 2-155　肿物二维超声长轴切面。

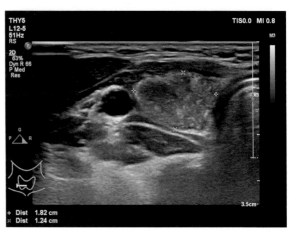

图 2-156　肿物二维超声短轴切面。

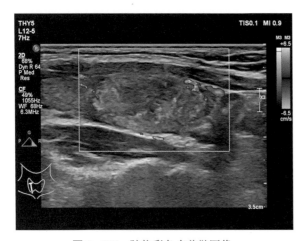

图 2-157　肿物彩色多普勒图像。

超声特征:甲状腺右叶下极可见一实性肿物,边界不清晰,形态不规则,呈低回声,回声不均匀,可见多发强回声小钙化,大小约为2.40cm×1.82cm×1.24cm,可见少许血流信号。

超声提示:甲状腺右叶实性肿物伴钙化(4c类)。

病理结果:(右叶)甲状腺乳头状癌。

病例 48

病史:患者男,39岁,主因"发现甲状腺肿物2周"入院。

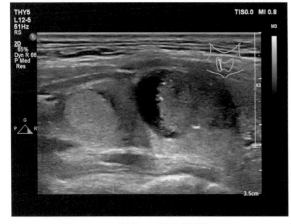

图 2-158　肿物二维超声长轴切面。

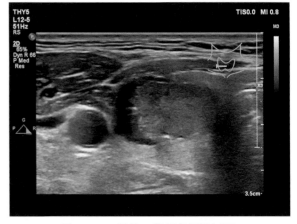

图 2-159　肿物二维超声短轴切面。

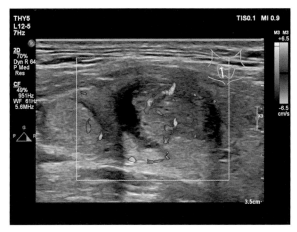

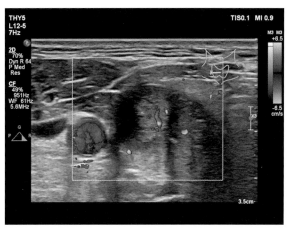

图 2-160　肿物彩色多普勒图像 1。　　　　　　图 2-161　肿物彩色多普勒图像 2。

超声特征:甲状腺右叶中下部可见一囊实性肿物,局部边界欠清晰,形态欠规则,呈低回声,回声不均匀,可见强回声结晶及大小不等钙化,大小约为 2.49cm×2.36cm×1.55cm,实性区可见少许血流信号。

超声提示:甲状腺右叶囊实性肿物伴钙化(4a 类)。

病理结果:(右叶)甲状腺乳头状癌。

病例 49

病史:患者女,44 岁,主因"发现甲状腺肿物 4 个月"入院。

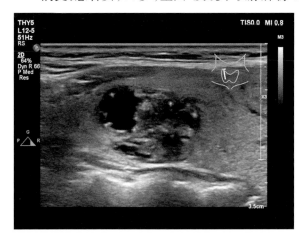

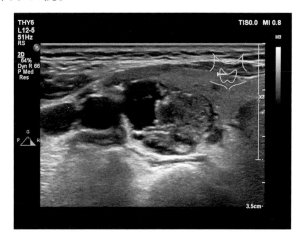

图 2-162　肿物二维超声长轴切面。　　　　　　图 2-163　肿物二维超声短轴切面。

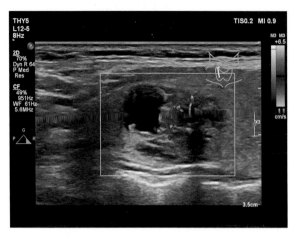

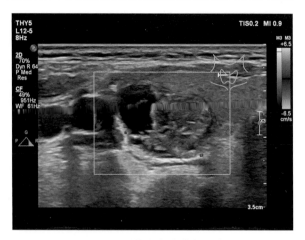

图 2-164　肿物彩色多普勒图像 1。　　　　　图 2-165　肿物彩色多普勒图像 2。

超声特征：甲状腺右叶上极可见一囊实性肿物,边界清晰,形态不规则,实性区呈低回声,回声不均匀,可见强回声小钙化,大小约为 2.53cm×2.25cm×1.55cm,实性区可见少许血流信号。

超声提示：甲状腺右叶囊实性肿物伴钙化(4a 类)。

病理结果：(右叶)甲状腺乳头状癌。

病例 50

病史：患者女,37 岁,主因"发现甲状腺肿物半年"入院。

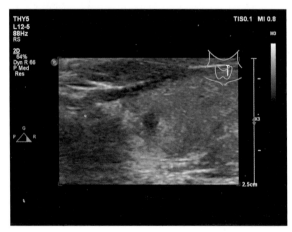

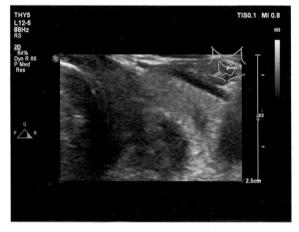

图 2-166　肿物二维超声长轴切面。　　　　　图 2-167　肿物二维超声短轴切面。

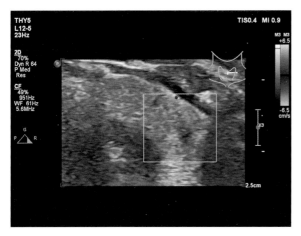

图 2-168　肿物彩色多普勒图像。

超声特征：甲状腺左叶上极可见一实性结节，边界不清晰，形态不规则，呈低回声，回声不均匀，大小约为 0.24cm×0.24cm×0.34cm，未见明显血流信号。

超声提示：甲状腺左叶结节(4a 类)。

病理结果：(左叶)甲状腺微小乳头状癌。

病例 51

病史：患者女，63 岁，主因"发现甲状腺肿物 1 年"入院。

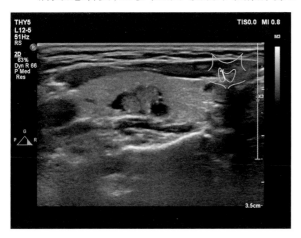

图 2-169　肿物二维超声长轴切面。

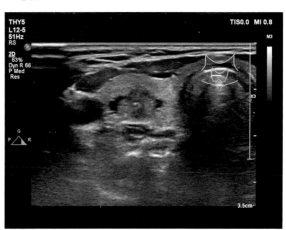

图 2-170　肿物二维超声短轴切面。

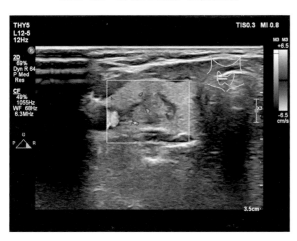

图 2-171　肿物彩色多普勒图像。

超声特征：甲状腺右叶中部可见一实性肿物，边界不清晰，形态不规则，呈低回声，回声不均匀，可见强回声小钙化及液性区，周边可见薄厚不一晕环，大小约为 1.34cm×1.29cm×0.80cm，可见少许血流信号。

超声提示：甲状腺右叶实性肿物伴钙化(4a 类)。

病理结果：(右叶)甲状腺乳头状癌。

病例 52

病史:患者男,50 岁,主因"发现甲状腺肿物 2 年"入院。

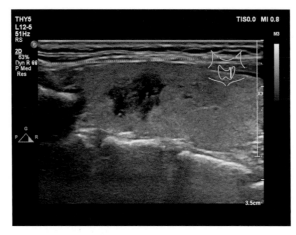

图 2-172   肿物二维超声长轴切面。

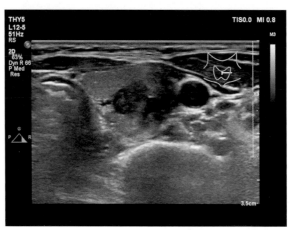

图 2-173   肿物二维超声短轴切面。

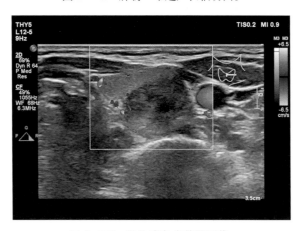

图 2-174   肿物彩色多普勒图像。

超声特征:甲状腺左叶上极可见一实性肿物,边界不清晰,形态不规则,呈极低回声,内可见强回声小钙化,大小约为 1.58cm×1.36cm×1.43cm,可见少许血流信号。

超声提示:甲状腺左叶实性肿物伴钙化(4c 类)。

病理结果:(左叶)甲状腺乳头状癌。

甲状腺乳头状癌伴淋巴结转移

病例 53

病史:患者男,35 岁,主因"发现甲状腺肿物 10 余天"入院。

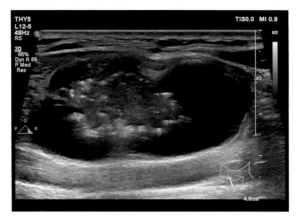

图 2-175   肿物二维超声长轴切面。

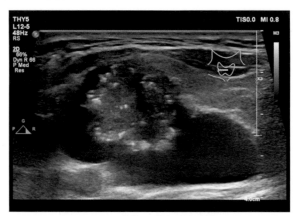

图 2-176   肿物二维超声短轴切面。

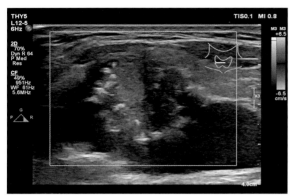

图 2-177　肿物彩色多普勒图像。

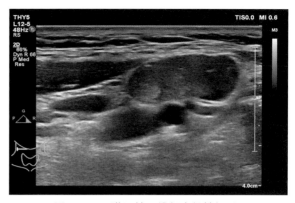

图 2-178　淋巴结二维超声长轴切面。

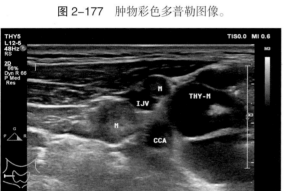

图 2-179　淋巴结二维超声短轴切面。

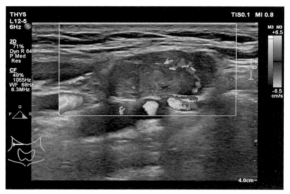

图 2-180　淋巴结彩色多普勒图像。

超声特征:甲状腺右叶可见一囊实性肿物,边界尚清晰,形态不规则,实性成分内可见多发强回声小钙化,大小约为 5.44cm×5.08cm×3.19cm,实性区可见点状血流信号。

右上中下颈、右下颈气管旁(2、3、4、6 区)可见多发实性及囊实性肿物,界清,内回声不均匀,部分内可见强回声小钙化,内部血流信号较丰富。

超声提示:甲状腺右叶实性及囊实性肿物伴钙化(5 类)。

右颈多发实性及囊实性肿物,考虑转移瘤。

病理结果:甲状腺右叶乳头状癌,右颈多发淋巴结转移。

病例 54

病史:患者,44 岁,主因"发现甲状腺肿物 1 个月"入院。

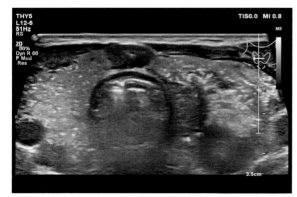

图 2-181　甲状腺二维超声横切面。

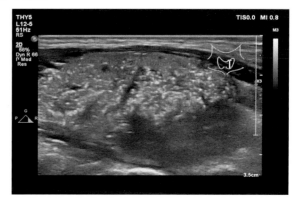

图 2-182　甲状腺左叶二维超声长轴切面。

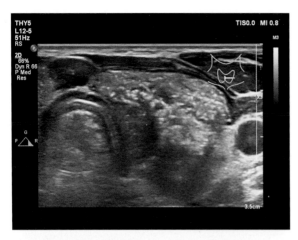

图 2-183　甲状腺左叶二维超声短轴切面。

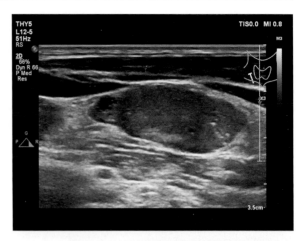

图 2-184　右颈淋巴结长轴图像。

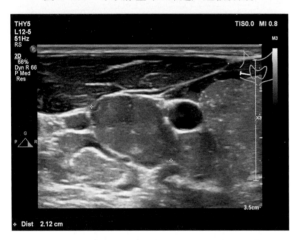

图 2-185　右颈淋巴结短轴图像。

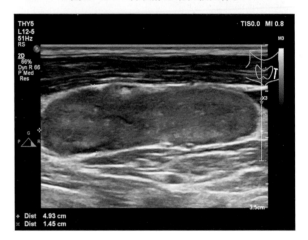

图 2-186　左颈淋巴结长轴图像。

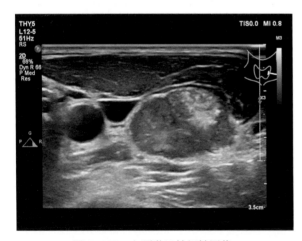

图 2-187　左颈淋巴结短轴图像。

超声特征: 甲状腺弥漫性增大,回声不均匀,腺体间可见弥漫性沙砾样钙化。峡叶及左叶可见多发实性肿物,边界不清晰,回声不均匀,内可见强回声小钙化,左叶最大为 3.25cm×2.16cm×3.12cm,峡叶肿物大小约为 1.28cm×1.29cm×0.64cm,可见少许血流信号。

双颈部(双 2、3、4、6 区)可见多发淋巴结,界限清晰,回声不均匀,部分内可见强回声小钙化。

超声提示: 甲状腺左叶及峡叶多发实性肿物伴甲状腺弥漫性钙化(5 类)。

双颈部多发淋巴结,考虑转移性。

病理结果:(左叶、峡叶)甲状腺乳头状癌,双颈部淋巴结转移。

甲状腺滤泡癌

病例 55

病史:患者女,38岁,主因"发现甲状腺肿物2周"入院。

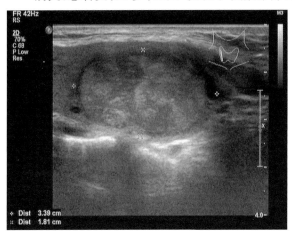

图 2-188　肿物二维超声长轴切面。

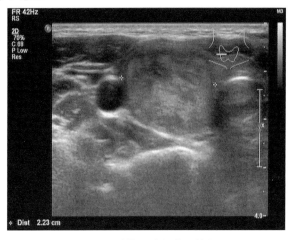

图 2-189　肿物二维超声短轴切面。

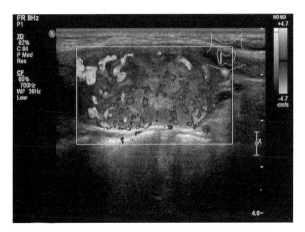

图 2-190　肿物彩色多普勒图像 1。

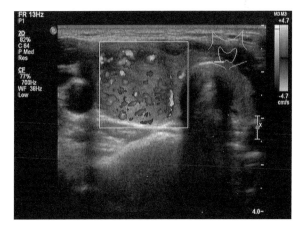

图 2-191　肿物彩色多普勒图像 2。

　　超声特征:甲状腺右叶增大,右叶中下部可见一 3.42cm×2.22cm×1.83cm 的实性肿物,边界清晰,形状规则,内部回声不均匀,周边可见低回声晕,周边及内部可见丰富的血流信号。

　　超声提示:甲状腺右叶实性肿物(3类)。

　　病理结果:(右叶)甲状腺滤泡癌。

病例 56

病史:患者女,44 岁,主因"发现甲状腺肿物 3 年"入院。

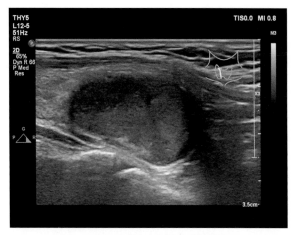

图 2-192　肿物二维超声长轴切面。

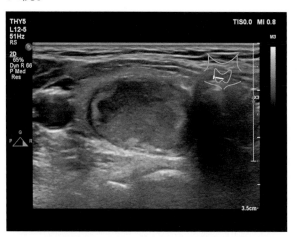

图 2-193　肿物二维超声短轴切面。

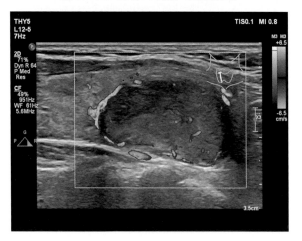

图 2-194　肿物彩色多普勒图像 1。

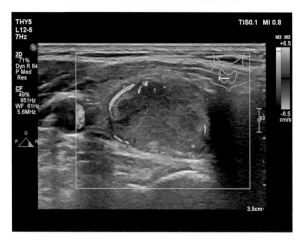

图 2-195　肿物彩色多普勒图像 2。

　　超声特征:甲状腺左、右叶饱满,实质回声粗糙不均匀,甲状腺右叶下极、外侧、深层可见一低回声实性肿物,边界尚清晰,形态尚规则,周边及内部可见大小不等钙化,大小约为 3.08cm×2.42cm×1.68cm,彩色多普勒显示血流信号不丰富。

　　超声提示:甲状腺右叶实性肿物(4a 类)。

　　病理结果:(右叶)甲状腺滤泡性肿瘤,经多处取材,可见包膜(4 灶)及血管(3 灶)浸润,符合微浸润性滤泡癌(包裹型血管浸润型)。

病例 57

病史:患者男,57 岁,主因"发现甲状腺肿物半年"入院。

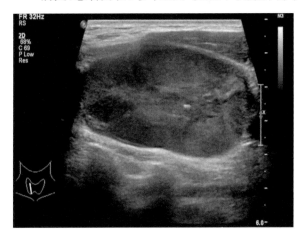

图 2-196　肿物二维超声长轴切面。

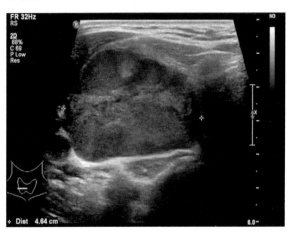

图 2-197　肿物二维超声短轴切面。

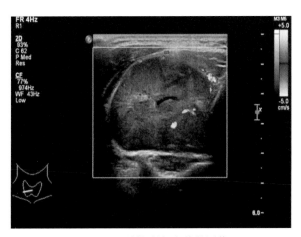

图 2-198　肿物彩色多普勒图像。

超声特征:甲状腺右叶增大,内可见一实性肿物,边界清晰,形状欠规则,呈低回声,回声不均匀,内可见粗大钙化及小液性区,大小约为 6.19cm×4.64cm×3.12cm,可见少许血流信号。

超声提示:甲状腺右叶实性肿物(4a 类)。

病理结果:(右叶)甲状腺滤泡癌伴坏死,包膜脉管内可见癌栓。

病例 58

病史:患者女,39 岁,主因"发现甲状腺肿物 3 年"入院。

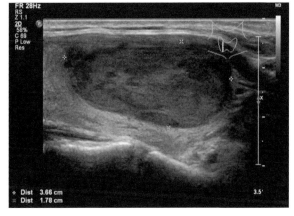

图 2-199　右叶肿物二维超声长轴切面。

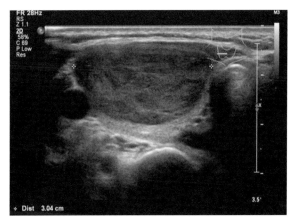

图 2-200　右叶肿物二维超声短轴切面。

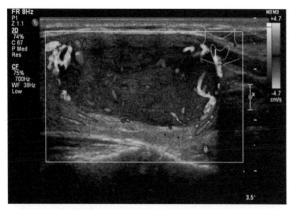

图 2-201 右叶肿物彩色多普勒图像。

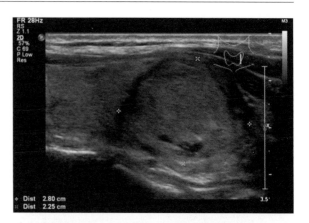

图 2-202 左叶肿物二维超声长轴切面。

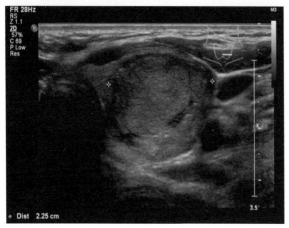

图 2-203 左叶肿物二维超声短轴切面。

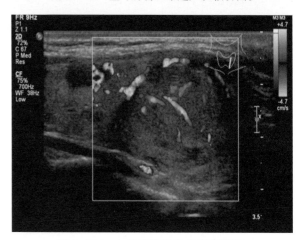

图 2-204 左叶肿物彩色多普勒图像。

超声特征：甲状腺左、右叶增大，左叶及右叶各可见一实性肿物，边界清晰，形状欠规则，呈低回声，回声不均匀，内可见小液性区，大小分别约为左 2.48cm×1.89cm×2.20cm，右 2.97cm×2.36cm×1.19cm，血流信号丰富。

超声提示：甲状腺左、右叶实性肿物（3 类）。

病理结果：（左叶及右叶）甲状腺滤泡癌，可见包膜及血管侵犯。

病例 59

病史:患者男,43 岁,主因"发现甲状腺肿物 1 年"入院。

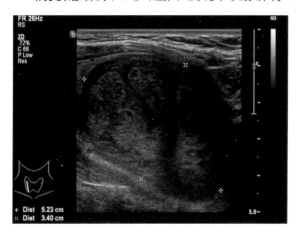

图 2-205　肿物二维超声长轴切面。

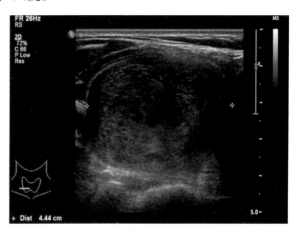

图 2-206　肿物二维超声短轴切面。

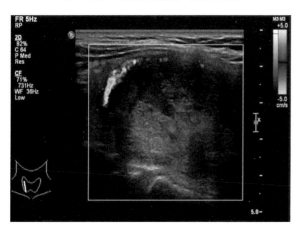

图 2-207　肿物彩色多普勒图像。

超声特征:甲状腺右叶增大,右叶中下部可见一 5.24cm×2.21cm×3.41cm 的实性肿物,边界清晰,形状规则,呈低回声,内部回声不均匀,周边可见少许环绕血流信号。

超声提示:甲状腺右叶实性肿物（3 类）。

病理结果:（右叶）甲状腺滤泡癌。

病例 60

病史:患者女,42 岁,主因"发现甲状腺肿物半年"入院。

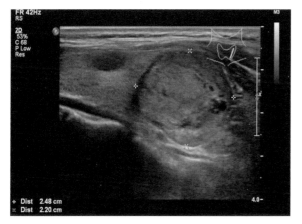

图 2-208　左叶肿物二维超声长轴切面。

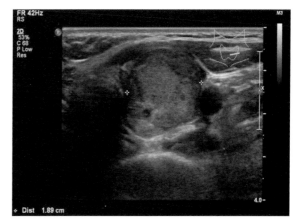

图 2-209　左叶肿物二维超声短轴切面。

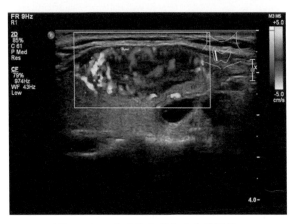

图 2-210　左叶肿物彩色多普勒图像。

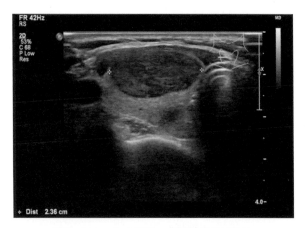

图 2-211　右叶肿物二维超声短轴切面。

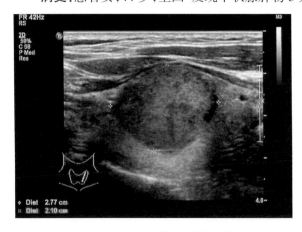

图 2-212　右叶肿物彩色多普勒图像。

超声特征: 甲状腺左、右叶增大,可见多发实性及囊实性结节,边界清晰,部分形状欠规则,内部回声不均匀, 左叶最大约为 2.48cm×1.89cm×2.20cm,右叶最大约为 2.86cm×2.36cm×1.26cm,部分结节血流信号丰富。

超声提示: 甲状腺多发实性及囊实性结节(3 类)。

病理结果:(左叶及右叶)甲状腺滤泡癌。

病例 61

病史: 患者女,44 岁,主因"发现甲状腺肿物 5 天"入院。

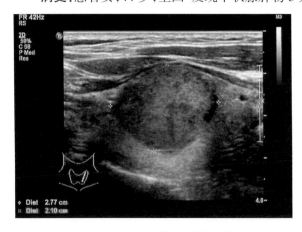

图 2-213　肿物二维超声长轴切面。

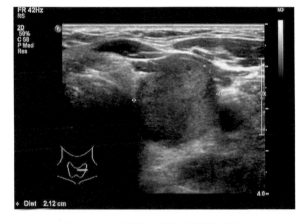

图 2-214　肿物二维超声短轴切面。

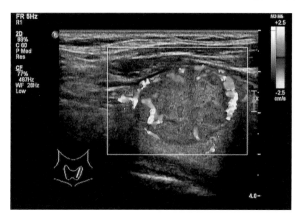

图 2-215　肿物彩色多普勒图像。

超声特征:甲状腺左叶中上部可见一低回声肿物,边界清晰,形状规则,内部回声不均匀,大小约为 2.77cm×2.22cm×2.10cm, 周边及内部可见丰富的血流信号。

超声提示:甲状腺左叶实性肿物(3 类)。

病理结果:(左叶)甲状腺滤泡癌。

病例 62

病史:患者女,47 岁,主因"发现颈部肿物半年"入院。

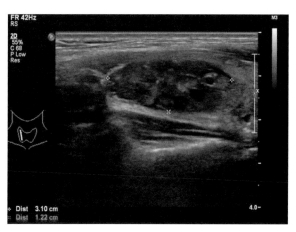

图 2-216　肿物二维超声长轴切面。

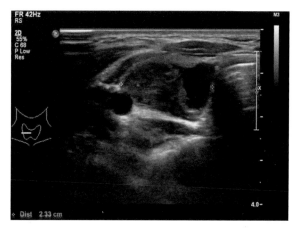

图 2-217　肿物二维超声短轴切面。

超声特征:甲状腺右叶中上部可见一囊实性肿物,边界清晰,形状规则,实性区呈低回声,内回声不均匀,可见点状强回声,大小约为 3.10cm×2.33cm×1.22cm,彩色多普勒可见丰富的血流信号。

超声提示:甲状腺右叶囊实性肿物 (4a 类)。

病理结果:(右叶)甲状腺滤泡癌。

病例 63

病史：患者女,42 岁,主因"发现甲状腺肿物 3 个月"入院。

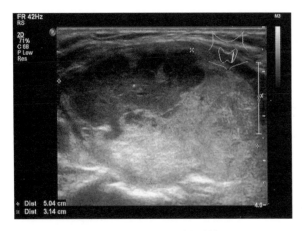

图 2-218　肿物二维超声长轴切面。

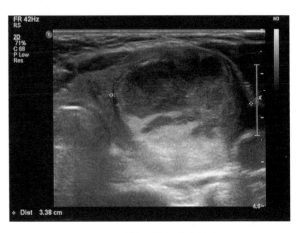

图 2-219　肿物二维超声短轴切面。

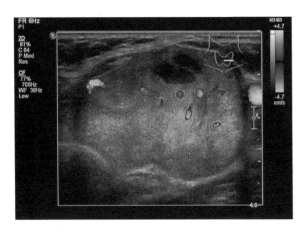

图 2-220　肿物彩色多普勒图像。

超声特征：甲状腺右叶中部可见一个实性肿物,边界清晰,形状规则,内回声不均匀,局部呈不规则低回声,可见多发强回声小钙化,大小约为 5.04cm×3.14cm×3.38cm,周边可见稍丰富的血流信号。

超声提示：甲状腺右叶实性肿物（4a 类）。

病理结果：(右叶)甲状腺滤泡癌。

病例 64

病史：患者男,66 岁,主因"发现甲状腺肿物半年"入院。

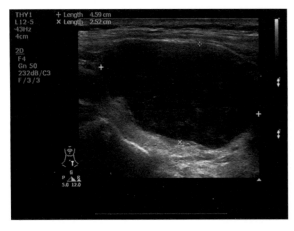

图 2-221　肿物二维超声长轴切面。

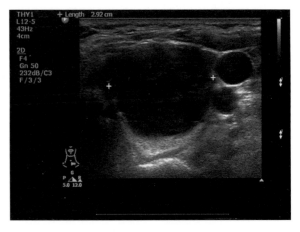

图 2-222　肿物二维超声短轴切面。

　　超声特征:甲状腺左叶增大,左叶中下部可见一 4.59cm×2.92cm×2.52cm 的实性肿物,边界清晰,形状规则,呈极低回声,内部回声不均匀,可见少许环绕血流信号。

　　超声提示:甲状腺左叶实性肿物（4a 类）。

　　病理结果:（左叶）甲状腺滤泡癌。

病例 65

　　病史:患者男,61 岁,主因"发现甲状腺肿物 1 年"入院。

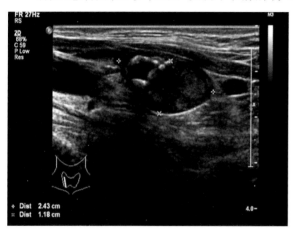

图 2-223　肿物二维超声长轴切面。

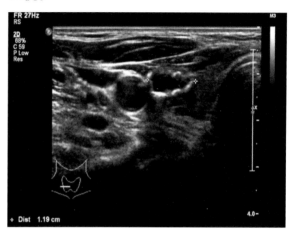

图 2-224　肿物二维超声短轴切面。

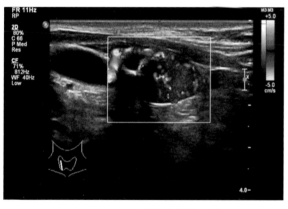

图 2-225　肿物彩色多普勒图像。

　　超声特征:甲状腺右叶下极可见一 2.43cm×1.19cm×1.18cm 的实性肿物, 边界清晰, 形状规则, 呈低回声, 内回声不均匀, 内部可见块状强回声钙化, 内部可见较丰富的血流信号。

　　超声提示:甲状腺右叶实性肿物伴钙化（3类）。

　　病理结果:（右叶）甲状腺滤泡癌。

甲状腺滤泡癌伴淋巴结转移

病例 66

病史:患者男,51 岁,主因"发现甲状腺肿物半月余"入院。

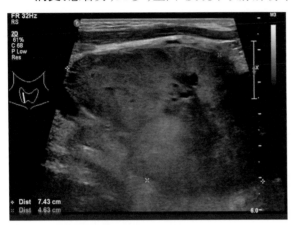

图 2-226　肿物二维超声长轴切面。

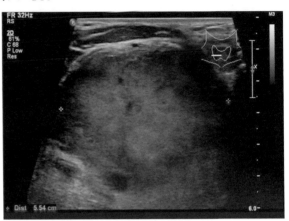

图 2-227　肿物二维超声短轴切面。

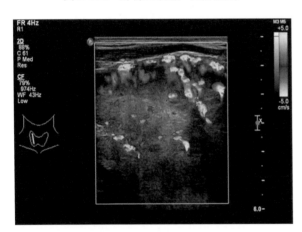

图 2-228　肿物彩色多普勒图像。

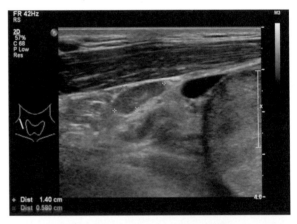

图 2-229　右颈(3 区)淋巴结图像。

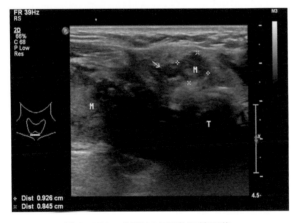

图 2-230　右颈(6 区)淋巴结图像。

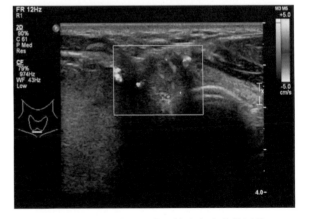

图 2-231　右颈(6 区)淋巴结彩色多普勒图像。

　　超声特征:甲状腺左叶饱满,实质回声粗糙且不均匀,可见多个潜在低回声区,界限不清晰,回声不均匀,甲状腺内血流信号稍丰富。

甲状腺右叶可见多个实性肿物,边界清晰,不规则,呈稍低回声,内部回声不均匀,最大约为7.43cm×5.54cm×4.63cm,血流信号丰富。

右颈(相当于3、4、6区)可见多个低回声淋巴结,界限清晰,回声不均匀,部分可见强回声小钙化,血流信号较丰富,最大约为1.40cm×0.58cm。

超声提示:甲状腺右叶区多发实性肿物(5类)。

右颈多发淋巴结,考虑转移性。

病理结果:(右叶)甲状腺滤泡癌,右颈转移性淋巴结。

甲状腺髓样癌

病例 67

病史:患者女,59岁,主因"发现甲状腺肿物伴CEA升高半个月"入院。

实验室检查:降钙素大于2000pg/mL;CEA为43.3μg/L。

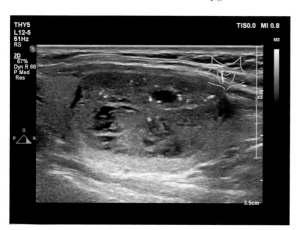

图2-232　肿物二维超声长轴切面。

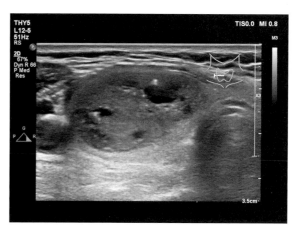

图2-233　肿物二维超声短轴切面。

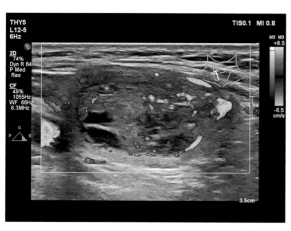

图2-234　肿物彩色多普勒图像1。

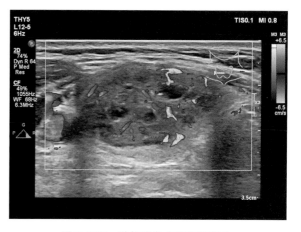

图2-235　肿物彩色多普勒图像2。

超声特征:甲状腺右叶中部可见一实性肿物,边界清晰,不规则,内回声不均匀,可见小液性区,大小不等钙化及结晶,大小约为3.62cm×3.13cm×1.81cm,内部血流信号丰富。

超声提示:甲状腺右叶实性肿物伴钙化(4a类)。

病理结果:(右叶)甲状腺髓样癌。

病例 68

病史:患者男,14岁,主因"发现甲状腺肿物1月余"入院。

实验室检查:降钙素为1500ng/L;CEA,76ug/L。

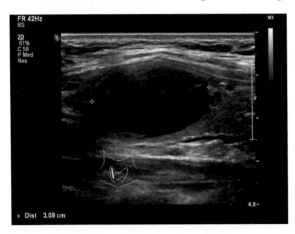

图 2-236　肿物二维超声长轴切面。

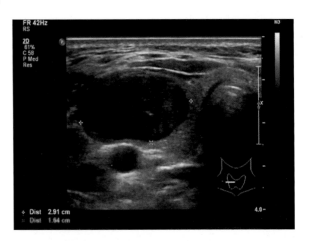

图 2-237　肿物二维超声短轴切面。

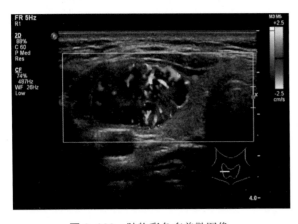

图 2-238　肿物彩色多普勒图像。

超声特征:甲状腺右叶中部可见一实性肿物,边界尚清晰,形态尚规则,呈低回声,回声不均匀,可见强回声小钙化,大小约为3.09cm×2.91cm×1.64cm,内部血流信号较丰富。

超声提示:甲状腺右叶实性肿物伴钙化(4a类)。

病理结果:(右叶)甲状腺髓样癌。

病例 69

病史:患者女,32 岁,主因"发现甲状腺肿物 2 年"入院。

实验室检查:降钙素大于 2000ng/L。

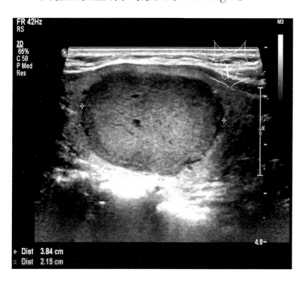

图 2-239 肿物二维超声长轴切面。

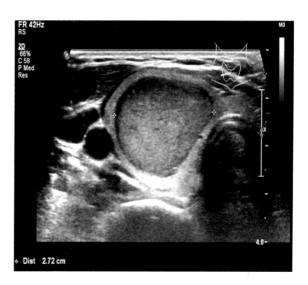

图 2-240 肿物二维超声短轴切面。

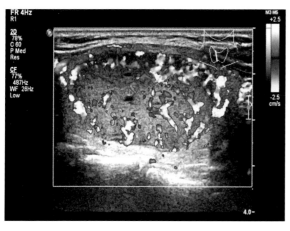

图 2-241 肿物彩色多普勒图像。

超声特征:甲状腺右叶可见一实性肿物,边界清晰,形态规则,呈稍低回声,回声欠均匀,大小约为 3.84cm×2.72cm×2.15cm,内部血流信号较丰富。

超声提示:甲状腺右叶实性肿物(3 类)。

病理结果:(右叶)甲状腺髓样癌。

病例 70

病史：患者女，59 岁，主因"体检发现甲状腺肿物 1 个月"入院。

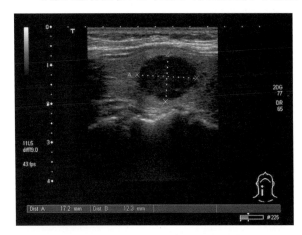

图 2-242　肿物二维超声长轴切面。

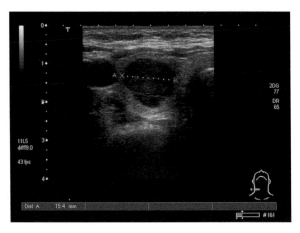

图 2-243　肿物二维超声短轴切面。

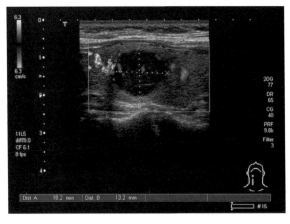

图 2-244　肿物彩色多普勒图像。

超声特征：甲状腺右叶中部、偏外侧可见一实性肿物，边界尚清晰，形态欠规则，呈极低回声，回声欠均匀，大小约为 1.72cm×1.54cm×1.23cm，周边及内部血流信号较丰富。

超声提示：甲状腺右叶实性肿物（4a 类）。

病理结果：（右叶）甲状腺髓样癌。

病例 71

病史：患者女，38 岁，主因"体检发现甲状腺肿物 3 天"入院。

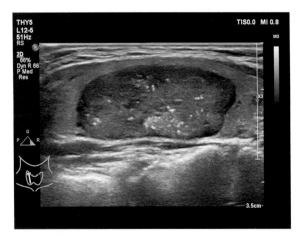

图 2-245　肿物二维超声长轴切面。

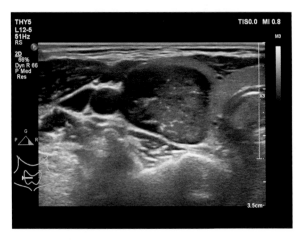

图 2-246　肿物二维超声短轴切面。

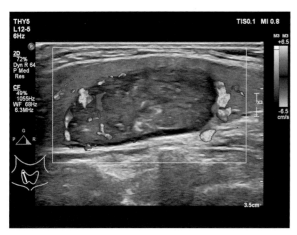

图 2-247　肿物彩色多普勒图像。

超声特征:甲状腺右叶中部可见一实性肿物,边界尚清晰,形态欠规则,呈低回声,回声不均匀,可见多发强回声小钙化,大小约为 3.74cm×1.82cm×2.24cm,内部血流信号稍丰富。

超声提示:甲状腺右叶实性肿物(4a 类)。

病理结果:(右叶)甲状腺髓样癌。

病例 72

病史:患者女,19 岁,主因"发现甲状腺肿物半年"入院。

实验室检查:降钙素为 123ng/L。

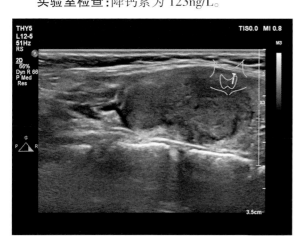

图 2-248　肿物二维超声长轴切面。

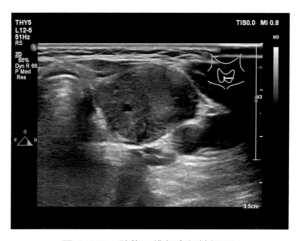

图 2-249　肿物二维超声短轴切面。

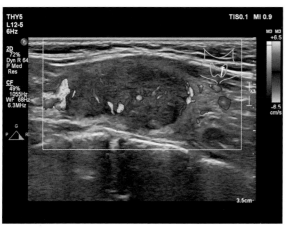

图 2-250　肿物彩色多普勒图像。

超声特征:甲状腺左叶增大,左叶中部可见一实性肿物,边界欠清晰,形态不规则,呈低回声,回声欠均匀,可见点状强回声,大小约为 2.89cm×2.66cm×1.64cm,内部血流信号稍丰富。

超声提示:甲状腺左叶实性肿物伴钙化(4a 类)。

病理结果:(左叶)甲状腺髓样癌。

病例 73

病史: 患者女,44 岁,主因"发现甲状腺肿物 2 个月"入院。

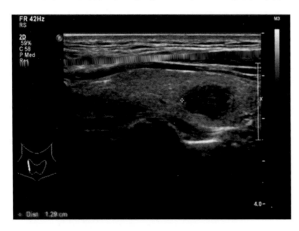

图 2-251 肿物二维超声长轴切面。

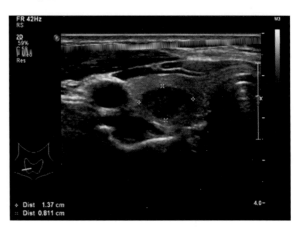

图 2-252 肿物二维超声短轴切面。

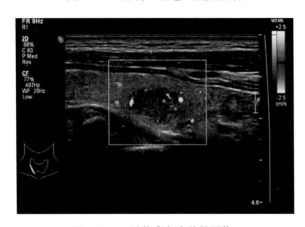

图 2-253 肿物彩色多普勒图像。

超声特征: 甲状腺右叶中下可见一实性肿物,边界不清晰,形态不规则,呈低回声,回声不均匀,大小约为 1.29cm×1.37cm×0.81cm,内部血流信号稍丰富。

超声提示: 甲状腺右叶实性肿物(4a 类)。

病理结果:(右叶)甲状腺髓样癌。

病例 74

病史: 患者女,63 岁,主因"发现甲状腺肿物半年余"入院。

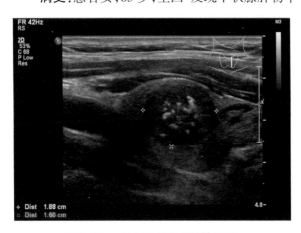

图 2-254 肿物二维超声长轴切面。

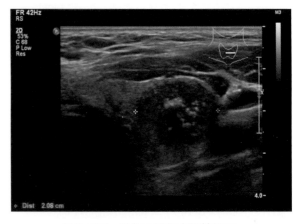

图 2-255 肿物二维超声短轴切面。

超声特征:甲状腺左叶中上可见一实性肿物,边界欠清晰,形态欠规则,呈低回声,回声不均匀,可见沙砾样钙化,大小约为 1.88cm×2.08cm×1.60cm,可见少许血流信号。

超声提示:甲状腺左叶实性肿物(4b 类)。

病理结果:(左叶)甲状腺髓样癌。

病例 75

病史:患者女,49 岁,主因"发现甲状腺肿物 1 周"入院。

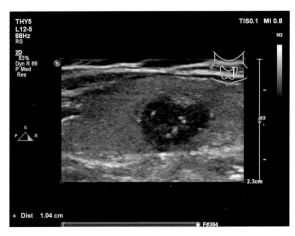

图 2-256　肿物二维超声长轴切面。

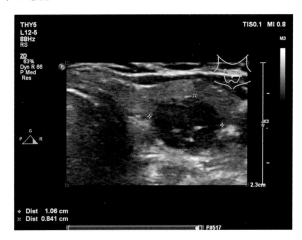

图 2-257　肿物二维超声短轴切面。

超声特征:甲状腺左叶近上极可见一实性肿物,边界尚清晰,形态不规则,呈低回声,回声欠均匀,可见大小不等钙化,大小约为 1.04cm×1.06cm×0.84cm,内部未见明显血流信号。

超声提示:甲状腺左叶实性肿物伴钙化(4a 类)。

病理结果:(左叶)甲状腺髓样癌。

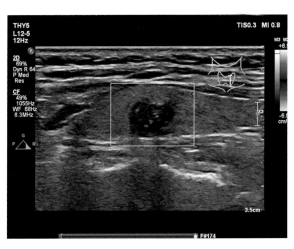

图 2-258　肿物彩色多普勒图像。

病例 76

病史:患者女,41 岁,主因"发现甲状腺肿物 1 月余"入院。

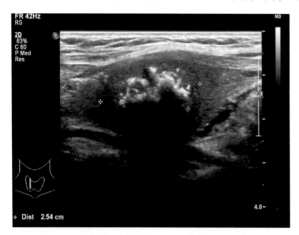

图 2-259　肿物二维超声长轴切面。

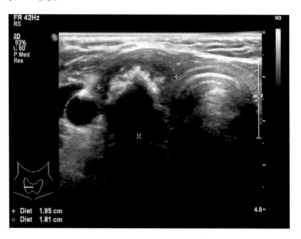

图 2-260　肿物二维超声短轴切面。

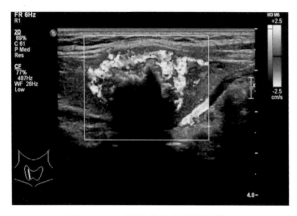

图 2-261　肿物彩色多普勒图像。

超声特征:甲状腺右叶中部可见一实性肿物,边界清晰,不规则,呈极低回声,内回声不均匀,可见沙砾样钙化,大小约为 2.54cm×1.95cm×1.81cm,血流信号丰富。

超声提示:甲状腺右叶实性肿物伴钙化(5 类)。

病理结果:(右叶)甲状腺髓样癌。

病例 77

病史:患者女,57 岁,主因"发现甲状腺肿物半月余"入院。

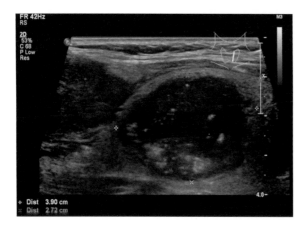

图 2-262　肿物二维超声长轴切面。

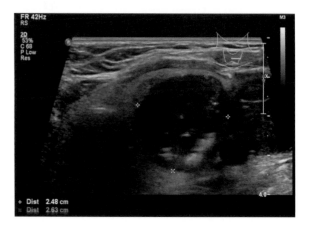

图 2-263　肿物二维超声短轴切面。

　　超声特征:甲状腺左叶增大,内可见一实性肿物,边界尚清晰,形态尚规则,呈极低回声,回声不均匀,可见多发强回声小钙化,大小约为 3.90cm×2.48cm×2.72cm,血流信号不丰富。

　　超声提示:甲状腺左叶实性肿物伴钙化(4a 类)。

　　病理结果:(左叶)甲状腺髓样癌。

甲状腺髓样癌伴淋巴结转移

病例 78

　　病史:患者男,60 岁,主因"发现甲状腺肿物 1 月余"入院。

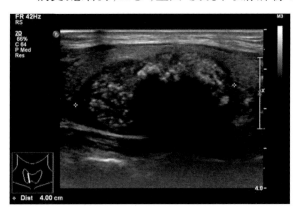

图 2-264　肿物二维超声长轴切面。

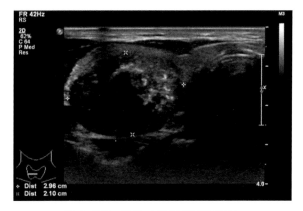

图 2-265　肿物二维超声短轴切面。

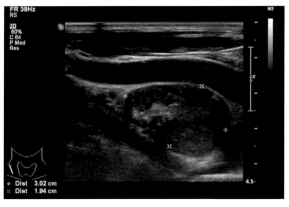

图 2-266　右颈转移性淋巴结。

　　超声特征:甲状腺右叶增大,腺体中间可见一实性肿物,边界清晰,不规则,呈低回声,内回声不均匀,可见沙砾样钙化,大小约为 4.00cm×2.96cm×2.10cm,血流信号不丰富。

　　右颈(相当于 3、4、6 区)可见多个低回声淋巴结,界限清晰,回声不均匀,部分可见强回声小钙化,血流信号较丰富,最大约为 3.02cm×1.94cm。

　　超声提示:甲状腺右叶实性肿物(5 类)。

　　右颈多发淋巴结,考虑转移性。

　　病理结果:(右叶)甲状腺髓样癌,右颈转移性淋巴结。

甲状腺低分化癌

病例 79

病史:患者男,66 岁,主因"检查发现甲状腺肿物半年余"入院。

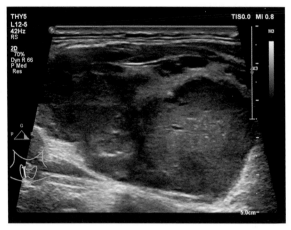

图 2-267　肿物二维超声长轴切面。

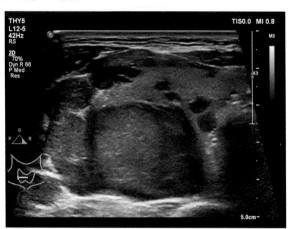

图 2-268　肿物二维超声短轴切面。

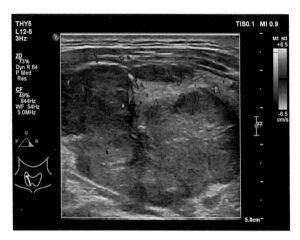

图 2-269　肿物彩色多普勒图像 1。

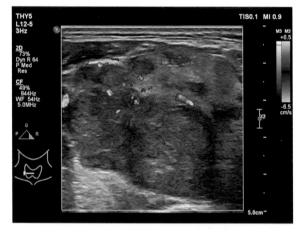

图 2-270　肿物彩色多普勒图像 2。

　　超声特征:甲状腺右叶不规则增大,内部可见多发实性肿物,边界不清晰,形状不规则,呈融合状,最大约为 3.52cm×3.21cm×3.52cm,内部血流信号不丰富。

　　超声提示:甲状腺右叶多发实性肿物(4a 类)。

　　病理结果:(右叶)甲状腺低分化癌。

甲状腺低分化癌伴淋巴结转移

病例 80

病史：患者男,76 岁,主因"检查发现甲状腺肿物 20 天"入院。

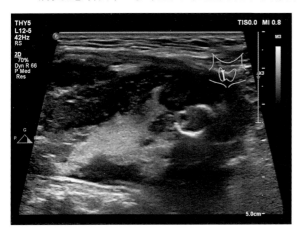

图 2-271　肿物二维超声长轴切面。

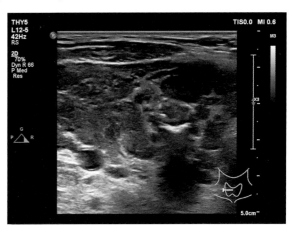

图 2-272　肿物二维超声短轴切面。

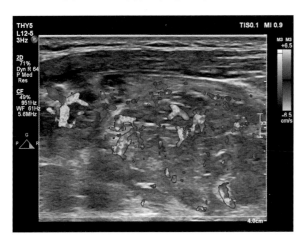

图 2-273　肿物彩色多普勒图像。

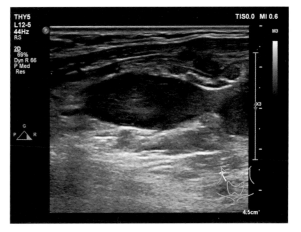

图 2-274　右颈 3 区淋巴结图像。

　　超声特征：甲状腺右叶增大,形态失常,实质回声减低,粗糙且不均匀,可见大小不等钙化,部分呈环状,内部血流信号丰富。

　　右中颈(3 区)可见多发低回声肿大淋巴结,边界清晰,回声不均匀,内可见高回声团,最大约为 3.21cm×1.32cm,血流信号稍丰富。

　　超声提示：甲状腺右叶弥漫性病变伴钙化(5 类)。

　　右中颈多发肿大淋巴结,考虑转移性。

　　病理结果：(右叶)甲状腺低分化癌,侵及周围脂肪组织,3 区淋巴结转移。

甲状腺淋巴瘤

病例 81

病史:患者男,67 岁,主因"发现颈前肿物 2 月余,憋气 20 天"入院。

实验室检查:TSH,8.38 mIV/L;TG,0.02 ng/L;Anti-TG >2558 IU/mL;Anti-TPO>1149 IU/mL。

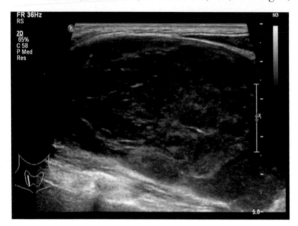

图 2-275　右叶二维超声长轴切面。

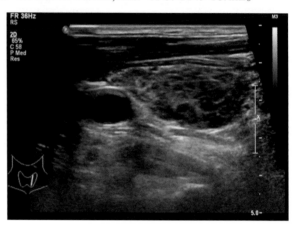

图 2-276　左叶二维超声长轴切面。

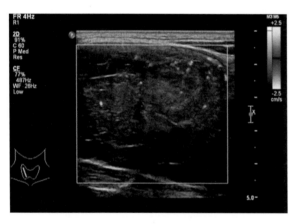

图 2-277　右叶彩色多普勒图像。

超声特征:甲状腺右叶增大,右叶实质回声减低、粗糙且不均匀,甲状腺右叶内血流信号稍丰富。

甲状腺左叶形态尚可,实质回声粗糙且不均匀,甲状腺左叶血流信号不丰富。

超声提示:甲状腺右叶弥漫性病变,考虑淋巴瘤可能性大。

病理结果:(右甲状腺)弥漫大 B 细胞淋巴瘤。

病例 82

病史:患者男,67 岁,主因"发现颈前肿物 2 个月"入院。

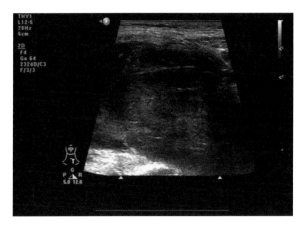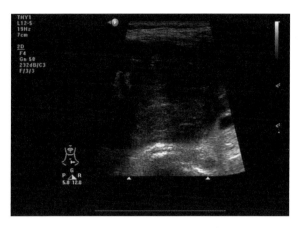

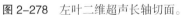

图 2-278　左叶二维超声长轴切面。　　　　　　图 2-279　左叶二维超声短轴切面。

超声特征:甲状腺左叶增大,左叶实质回声减低、粗糙且不均匀,甲状腺左叶内血流信号稍丰富。甲状腺右叶形态尚可,实质回声粗糙且不均匀,甲状腺右叶血流信号不丰富。

超声提示:甲状腺左叶弥漫性病变,考虑淋巴瘤可能性大。

病理结果:(左甲状腺)弥漫大 B 细胞淋巴瘤。

病例 83

病史:患者女,58 岁,主因"发现颈前肿物 1 个月"入院。

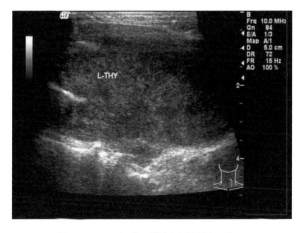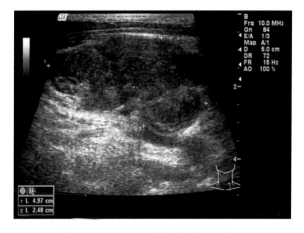

图 2-280　左叶二维超声长轴切面 1。　　　　　图 2-281　左叶二维超声长轴切面 2。

超声特征:甲状腺左叶增大,左叶实质回声减低、粗糙且不均匀,内部血流信号稍丰富。甲状腺右叶形态尚可,实质回声欠均匀,血流信号不丰富。

超声提示:甲状腺左叶弥漫性病变,考虑淋巴瘤可能性大。

病理结果:(左甲状腺)弥漫大 B 细胞淋巴瘤。

病例 84

病史:患者男,66 岁,主因"发现甲状腺肿物 1 个月"入院。

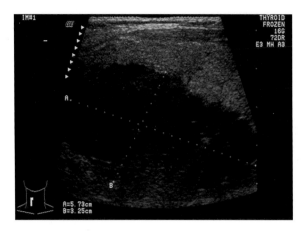

图 2-282　右叶二维超声长轴切面。

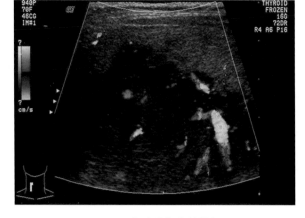

图 2-283　右叶彩色多普勒切面。

超声特征:甲状腺右叶增大,右叶内可见一极低回声区,界限欠清晰,形态不规则,回声不均匀,肿物大小约为 5.73cm×5.68cm×3.25cm,可见较丰富的血流信号。

甲状腺左叶形态尚可,实质回声欠均匀,未见明显肿物影。

超声提示:甲状腺右叶极低回声区,考虑淋巴瘤可能性大。

病理结果:(右甲状腺)弥漫大 B 细胞淋巴瘤。

病例 85

病史:患者男,71 岁,主因"发现颈前肿物 3 个月"入院。

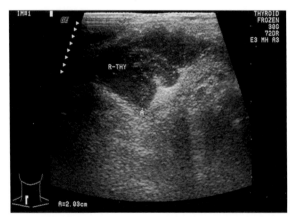

图 2-284　右叶二维超声长轴切面。

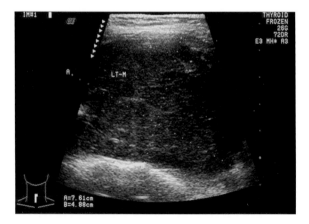

图 2-285　左叶二维超声长轴切面。

超声特征:甲状腺左、右叶增大,实质回声减低、粗糙且不均匀,甲状腺内可见少许血流信号。

超声提示:甲状腺弥漫性病变,考虑桥本甲状腺炎。

病理结果:(甲状腺)弥漫大 B 细胞淋巴瘤。

病例 86

病史：患者男，60 岁，主因"发现颈部肿物 2 周"入院。

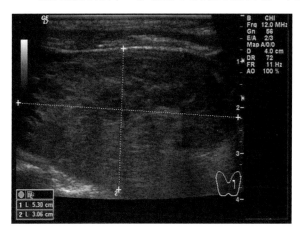

图 2-286　左叶二维超声长轴切面。

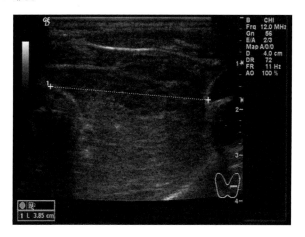

图 2-287　左叶二维超声短轴切面。

超声特征：甲状腺左叶增大，左叶实质回声减低、粗糙且不均匀，甲状腺左叶内血流信号较丰富。

超声提示：甲状腺左叶弥漫性病变，考虑淋巴瘤可能性大。

病理结果：（左甲状腺）弥漫大 B 细胞淋巴瘤。

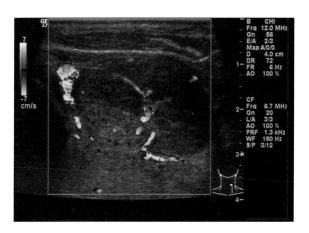

图 2-288　左叶彩色多普勒图像。

第三节 甲状旁腺肿瘤病例

甲状旁腺通常位于甲状腺的后部,可位于甲状腺背外侧的任何部位,少数可有位置变异。正常甲状旁腺呈扁卵圆形,长3~6mm,宽2~4mm,厚1~3mm,被覆薄层结缔组织包膜。成年人通常有4枚甲状旁腺,左右各2枚,位于颈部的对称位置,少数可有1枚、2枚、3枚等。在超声声像图上,甲状旁腺回声明显高于邻近甲状腺回声,边界清晰,呈卵圆形,内部回声均匀,内部未见明显血流信号,或可见少许血流信号。

甲状旁腺腺瘤

病例 87

病史:患者男,42岁,主因"发现颈部肿物1个月"入院。

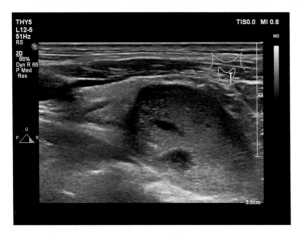

图 2-289 肿物二维超声长轴切面。

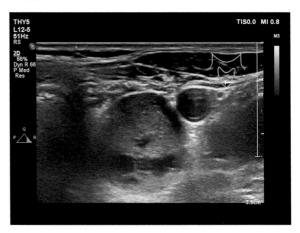

图 2-290 肿物二维超声短轴切面。

超声特征:甲状腺左叶下极后方可见一实性肿物,边界尚清晰,形态规则,大小约为3.28cm×2.36cm×2.22cm,呈低回声,内回声不均匀,可见小液性区,未见明显血流信号。

超声提示:甲状腺左叶下极后方实性肿物,考虑甲状旁腺腺瘤。

病理结果:(左侧)甲状旁腺腺瘤。

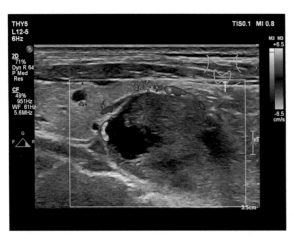

图 2-291 肿物彩色多普勒图像。

病例 88

病史:患者男,62 岁,主因"发现颈部肿物 2 周"入院。

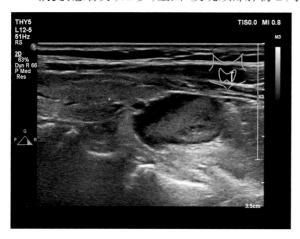

图 2-292　肿物二维超声长轴切面。

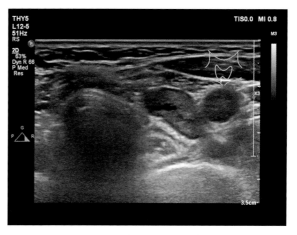

图 2-293　肿物二维超声短轴切面。

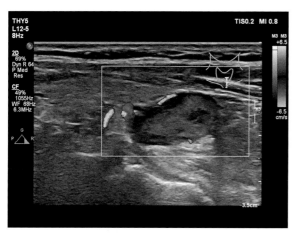

图 2-294　肿物彩色多普勒图像。

超声特征:甲状腺左叶下极下后方可见一实性肿物,边界尚清晰,形态规则,呈低回声,内回声不均匀,可见小液性区,大小约为 2.21cm×1.62cm×0.86cm,未见明显血流信号。

超声提示:甲状腺左叶下极下后方实性肿物,考虑甲状旁腺腺瘤。

病理结果:(左侧)甲状旁腺腺瘤。

病例 89

病史:患者男,56 岁,主因"发现颈部肿物 1 个月"入院。

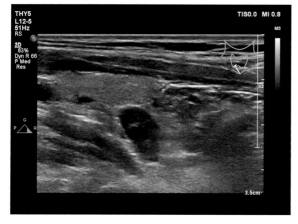

图 2-295　肿物二维超声长轴切面。

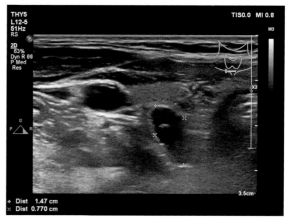

图 2-296　肿物二维超声短轴切面。

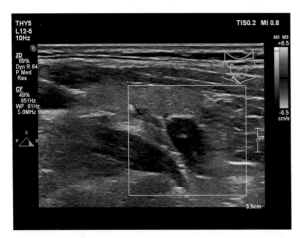

图 2-297　肿物彩色多普勒图像。

超声特征：甲状腺右叶中下部后方可见一实性肿物，边界尚清晰，形态规则，呈低回声，内回声不均匀，可见小液性区，大小约为 1.50cm×1.47cm×0.77cm，可见点状血流信号。

超声提示：甲状腺右叶中下部后方实性肿物，考虑甲状旁腺腺瘤。

病理结果：（右侧）甲状旁腺腺瘤。

病例 90

病史：患者女，73 岁，主因"发现颈部肿物 5 天"入院。

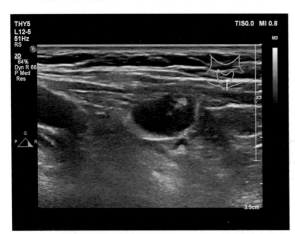

图 2-298　肿物二维超声长轴切面 1。

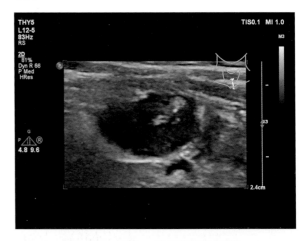

图 2-299　肿物二维超声长轴切面 2。

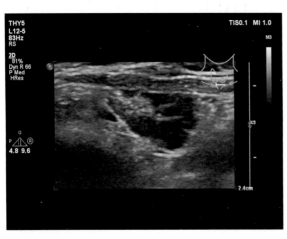

图 2-300　肿物二维超声短轴切面。

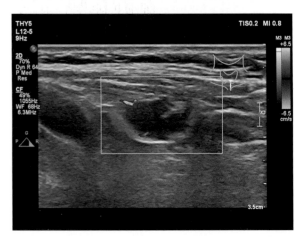

图 2-301　肿物彩色多普勒图像。

　　超声特征：甲状腺左叶下极下方可见一实性肿物，边界尚清晰，形态规则，呈低回声，内回声不均匀，可见类似淋巴门样回声，可见点状强回声，大小约为 1.67cm×1.46cm×0.75cm，可见点状血流信号。

　　超声提示：甲状腺左叶下极下方实性肿物，炎性淋巴结可能性大。

　　病理结果：（左侧）甲状旁腺腺瘤。

病例 91

　　病史：患者女，31 岁，主因"发现颈部肿物 2 个月"入院。

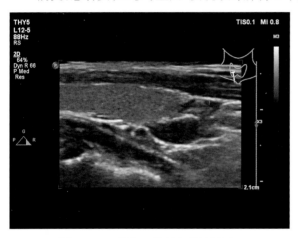

图 2-302　肿物二维超声长轴切面。

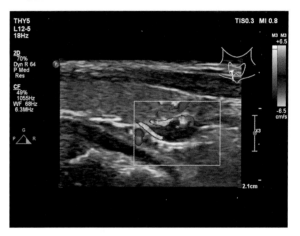

图 2-303　肿物彩色多普勒图像 1。

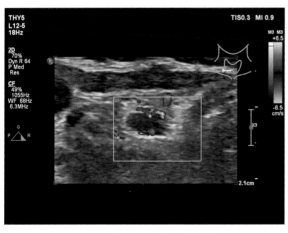

图 2-304　肿物彩色多普勒图像 2。

　　超声特征：甲状腺右叶下极后方可见一实性肿物，边界尚清楚，形态规则，呈低回声，内回声不均匀，大小约为 1.14cm×0.82cm×0.65cm，可见少许血流信号。

　　超声提示：甲状腺右叶下极后方实性肿物，考虑甲状旁腺腺瘤。

　　病理结果：（右侧）甲状旁腺腺瘤。

病例 92

病史:患者女,67岁,主因"发现颈部肿物3天"入院。

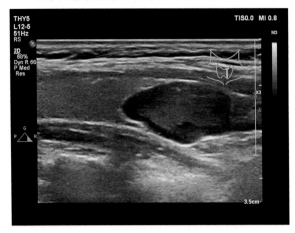

图 2-305 肿物二维超声长轴切面。

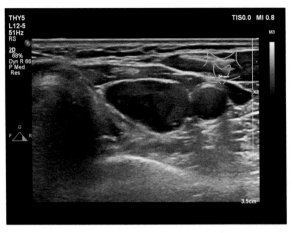

图 2-306 肿物二维超声短轴切面。

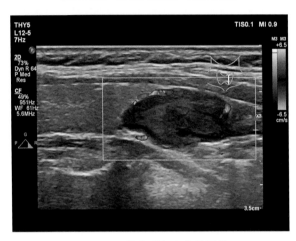

图 2-307 肿物彩色多普勒图像。

超声特征:甲状腺左叶下极下方可见一低回声实性肿物,边界尚清晰,形态欠规则,局部呈极低回声,内回声不均匀,大小约为2.84cm×1.86cm×1.47cm,可见少许血流信号。

超声提示:甲状腺左叶下极下方实性肿物,考虑来源于甲状旁腺。

病理结果:(左侧)甲状旁腺腺瘤伴局灶边缘增生活跃。

甲状旁腺增生伴腺瘤

病例 93

病史:患者女,67 岁,主因"发现颈部肿物 3 天"入院。

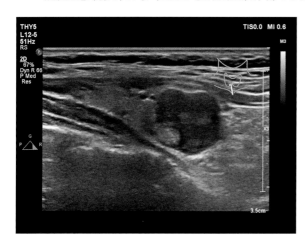

图 2-308　肿物二维超声长轴切面。

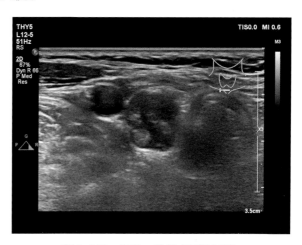

图 2-309　肿物二维超声短轴切面。

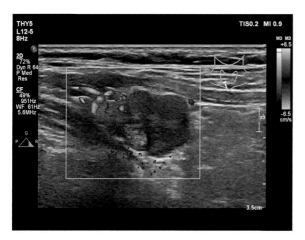

图 2-310　肿物彩色多普勒图像 1。

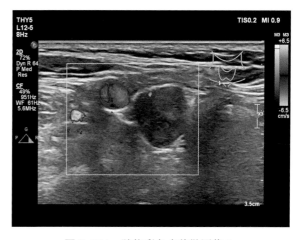

图 2-311　肿物彩色多普勒图像 2。

　　超声特征:甲状腺右叶下极下方可见一低回声实性肿物,边界尚清晰,形态规则,局部呈高回声,内回声不均匀,大小约为 2.28cm×1.65cm×1.54cm,可见点状血流信号。

　　超声提示:甲状腺右叶下极下方实性肿物,考虑来源于甲状旁腺。

　　病理结果:(右侧)甲状旁腺呈腺瘤样增生活跃伴腺瘤。

病例94

病史：患者女，59岁，主因"发现颈部肿物5天"入院。

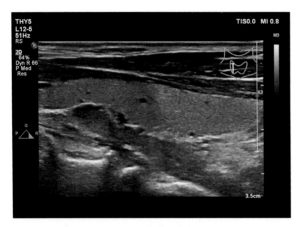

图2-312　肿物二维超声长轴切面。

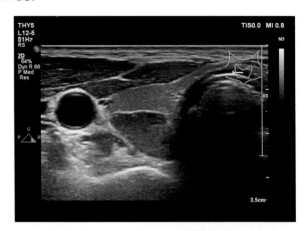

图2-313　肿物二维超声短轴切面。

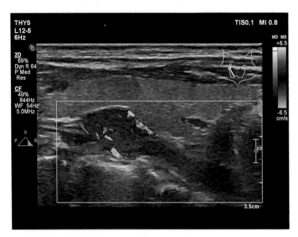

图2-314　肿物彩色多普勒图像1。

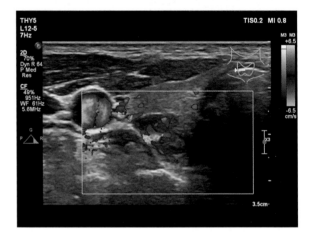

图2-315　肿物彩色多普勒图像2。

　　超声特征：甲状腺右叶中上后方可见一实性肿物，边界尚清晰，形态欠规则，呈低回声，内回声不均匀，大小约为1.65cm×1.54cm×0.94cm，可见少许血流信号。

　　超声提示：甲状腺右叶中上后方实性肿物，考虑甲状旁腺腺瘤。

　　病理结果：(右侧)甲状旁腺增生伴腺瘤形成。

甲状旁腺癌

病例 95

病史:患者女,56 岁,主因"发现颈部肿物 1 个月"入院。

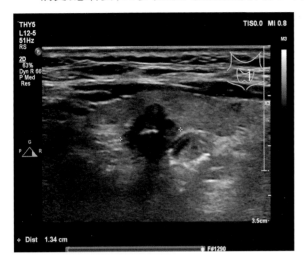

图 2-316　肿物二维超声长轴切面。

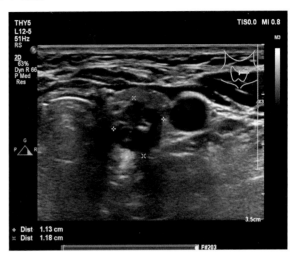

图 2-317　肿物二维超声短轴切面。

　　超声特征:甲状腺左叶中上部后方可见一实性肿物,边界不清晰,形态不规则,呈极低回声,内回声不均匀,大小约为 1.34cm×1.13cm×1.18cm,可见粗大钙化,可见少许血流信号。

　　超声提示:甲状腺右叶中上部后方实性肿物,考虑来自甲状旁腺。

　　病理结果:(右侧)甲状旁腺癌。

病例 96

病史:患者,45 岁,主因"发现颈部肿物 3 天"入院。

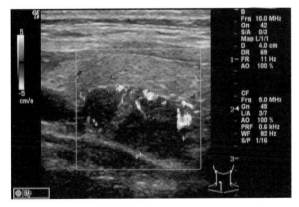

图 2-318　肿物彩色多普勒血流显像长轴切面。

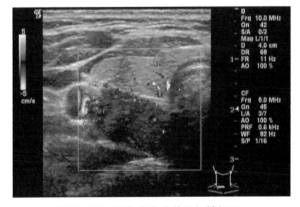

图 2-319　肿物彩色多普勒短轴切面。

　　超声特征:甲状腺右叶后方可见一实性肿物,边界欠清晰,形态欠规则,呈极低回声,内回声不均匀,大小约为 2.63cm×1.91cm×1.14cm,周边可见血流信号。

　　超声提示:甲状腺右叶后方实性肿物,考虑来自甲状旁腺。

　　病理结果:(右侧)甲状旁腺癌。

病例 97

病史:患者女,40岁,主因"发现颈部肿物1周"入院。

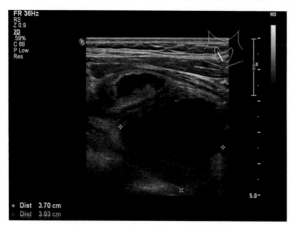

图 2-320　肿物二维超声短轴切面。

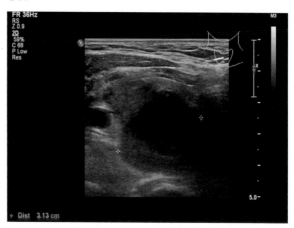

图 2-321　肿物二维超声长轴切面。

超声特征:甲状腺右叶下极后方可见一实性肿物,边界尚清晰,形态不规则,呈极低回声,内回声不均匀,大小约为 3.70cm×3.13cm×3.03cm 可见少许血流信号。

超声提示:甲状腺右叶后方实性肿物,考虑来自甲状旁腺。

病理结果:(右侧)甲状旁腺癌。

小　结

甲状腺良性肿瘤

（1）结节性甲状腺肿：为最常见的甲状腺良性结节，声像图表现多种多样。实质内可见多个大小不等的结节样回声，单发较少；结节的大小呈数毫米至数厘米，一般不超过 5~6cm；有时两侧腺叶不规则增大，常不对称，腺体内的实质回声增强，分布不均匀；也可多结节融合，其边界多不清晰；结节周围是正常腺体组织，结节间有强回声纤维分隔；结节内多为中等偏强回声，少数为低回声，部分结节可出现纤维组织增生、钙化、出血、坏死、囊性变等。彩色多普勒显示结节内部血流信号较少，整个腺体内可见点状分布的血流信号，偶见较粗迂曲状血管在结节之间环绕。另有部分结节呈现囊性变，声像图显示呈无回声，内可见点状强回声结晶，伴彗星尾征。

（2）甲状腺滤泡腺瘤：是发生在甲状腺滤泡上皮的真性肿瘤，并分为不同亚型。甲状腺腺瘤常单发，一般大小为数厘米，瘤体多呈圆形、椭圆形或扁圆形，边界清晰，形状规则，包膜完整，薄厚不一，薄壁一般不易显示，类似无包膜回声。厚壁包膜多为纤维或钙化形成的强回声，周围可见晕环样低回声带，与正常腺体组织分界清楚。腺瘤内部一般呈低回声，少数为等回声；部分较大者内部可见出血、坏死囊性变、纤维化钙化等，内部呈混合回声。

甲状腺恶性肿瘤

（1）甲状腺乳头状癌：最常见，恶性度也最低，约占甲状腺癌的80%以上。肿瘤生长缓慢，可在甲状腺内局限数年，病灶可经腺内淋巴管自原发部位扩散至腺体的其他部位和颈部淋巴结。其超声特征包括边界不清、形状不规则、内部不均匀、低回声、细沙砾样钙化、内部血流信号丰富等超声图像特点。

（2）甲状腺髓样癌来源于分泌降钙素的甲状腺滤泡旁细胞（又称 C 细胞），属于神经内分泌肿瘤。它占甲状腺肿瘤的 3%~12%。其超声声像图多表现为单发结节，形态不规则，回声低而略欠均匀，可伴沙砾样钙化，并且常表现为肿物后方回声衰减。此种类型的甲状腺癌容易侵犯周围组织，且淋巴结转移率最高，血清降钙素检测值常高于正常范围。

（3）甲状腺滤泡癌：发病率居甲状腺癌的第 2 位，但近年来发病率明显降低，多发于 40 岁以上女性，早期容易出现血行转移。超声声像图特征为多发结节，结节多为实性，边界清晰，多呈低回声，实性成分回声多不均匀，呈斑片状等回声及低回声相间改变，超过一半的滤泡癌内部及周边可见钙化灶，周围多表现为无明显声晕或声晕厚薄不均，肿瘤内部有液性暗区等。

（4）甲状腺未分化癌：又称间变癌，是甲状腺癌中恶性程度最高的一种，较为少见。多见于年老体弱者，发病迅速，早期即可发生全身转移，预后极差。超声声像图特征为肿块较大（通常>4cm），病变不规则，无包膜，向外浸润性生长，广泛浸润至周围肌肉、血管等，常伴有出血、坏死。

(5)甲状腺恶性淋巴瘤：超声声图像表现为甲状腺一侧或双侧不规则增大，以低回声为主，内回声不均匀，腺体结构排列紊乱，可见融合状的结节回声，有较多条索状强回声呈网格样改变，这些融合的低回声结节与其他部位的淋巴瘤特征极其相似，而混杂的网格样回声改变推测与合并甲状腺其他疾病有关。彩色多普勒显示病变区血流较为丰富，在结节周围的血流信号多于结节内的血流信号，对桥本甲状腺炎基础上出现的低回声结节，如血流较丰富时，应怀疑恶性淋巴瘤的可能。

甲状旁腺肿瘤

（1）甲状旁腺囊肿：是一种临床比较少见的疾病，占所有甲状腺和甲状旁腺疾病的 0.6% 左右。典型超声声像图表现为肿物边界清晰，与甲状腺组织间有高回声界面分隔，壁较薄，厚度小于 1mm，囊肿内为无回声，肿物包膜与甲状腺被膜之间多呈锐角。如果在甲状腺下方看到一个均匀的液性暗区，外围有完整菲薄的包膜，且将甲状腺向上推挤移位，此时应考虑甲状旁腺囊肿的可能。

（2）甲状旁腺肿瘤：多见于女性，大多为单发性，好发于下甲状旁腺。甲状旁腺癌甚少见，其中部分为功能性，可致甲状旁腺功能亢进。超声检查对于甲状旁腺腺瘤的定位诊断有一定价值。典型的声像图表现为甲状腺背侧的上极或下极发现一增大的结节，呈圆形或椭圆形，边界光滑、整齐，常有包膜；内部呈均质低回声区，如有出血或囊性变时，可呈无回声区。彩色多普勒显示环绕腺瘤血流丰富，也可穿入腺瘤内，呈高速血流频谱。腺癌声像图表现为肿物边界不清，部分瘤体内部可见液化坏死区，内部血流杂乱。

（3）甲状旁腺增生：可累及单个甚至 4 个甲状旁腺，重量可达正常的数倍。超声声像图表现为多枚甲状旁腺体积增大，呈椭圆形或梭形，边界清晰，包膜明显，部分呈分叶状，内部可为等回声、低回声或稍强回声，内部可见增粗的滋养血管深入腺体内或包绕腺体周围。

第三章
涎腺肿瘤超声诊断病例

涎腺又称唾液腺,人体的三大涎腺包括腮腺、颌下腺和舌下腺。

腮腺是人体最大的一对涎腺,位于两侧耳垂前下方和颌后窝内。腮腺由一个宽大的浅叶和较小的深叶构成,两叶间由峡部相连。腮腺主导管从腮腺浅叶前缘穿出后在颧弓下 1cm 水平咬肌浅面向前行,穿过颊肌开口于上颌第二磨牙的颊黏膜上,长约 5cm,管腔内径约 2mm,超声声像图上腮腺呈规则、均匀、细密的实性中等回声,回声水平较周围的肌肉或脂肪组织回声略强。腮腺肿瘤主要包括多形性腺瘤、腺淋巴瘤、腮腺内淋巴结、黏液表皮样癌、淋巴瘤等。

颌下腺位于二腹肌前、后腹和下颌骨下缘组成的颌下三角内,呈三角形或类圆形。颌下腺主导管长约 5cm,直径为 3~4mm。超声声像图上颌下腺表现为分布均匀的细小点状回声,回声强度与腮腺相近或略低。常见颌下腺内肿瘤包含腺淋巴瘤、浸润性导管癌、淋巴瘤等。

舌下腺呈枣核状,位于口底黏膜、颌下腺和下颌舌骨肌的深面上方,与颌下腺的后极相连,边缘不甚清楚。舌下腺内肿瘤较少见,可出现囊肿、淋巴瘤、黏液表皮样癌等。

第一节　涎腺良性肿瘤病例

腮腺多形性腺瘤
病例 1
病史:患者男,56 岁,主因"发现右腮腺肿物 1 个月"入院。

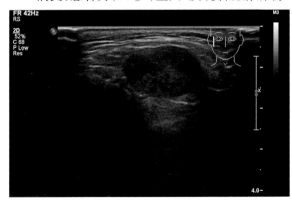

图 3-1　肿物二维超声长轴切面。

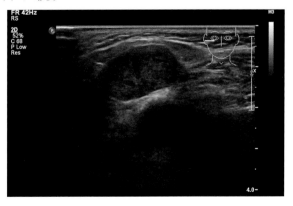

图 3-2　肿物二维超声短轴切面。

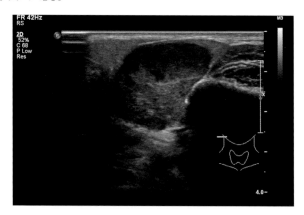

图 3-3　肿物彩色多普勒图像

超声特征:右腮腺内可见一实性肿物,呈低回声,边界清晰,形状规则,回声均匀,大小约为1.74cm×2.13cm×1.13cm,周边可见条形血流信号。

超声提示:右腮腺实性肿物。

病理结果:右腮腺多形性腺瘤。

病例 2

病史:患者男,58 岁,主因"发现右腮腺肿物 3 个月"入院。

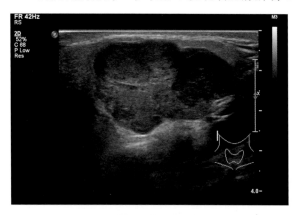

图 3-4　肿物二维超声长轴切面。

图 3-5　肿物二维超声短轴切面。

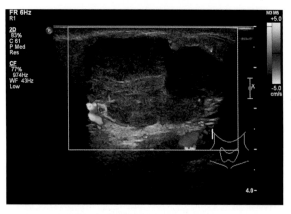

图 3-6　肿物彩色多普勒图像。

超声特征:右腮腺增大,内可见一低回声实性肿物,边界清晰,形状不规则,呈分叶状,回声不均匀,大小约为 3.73cm×2.61cm×1.95cm,周边可见点条状血流信号。

超声提示:右腮腺实性肿物。

病理结果:右腮腺多形性腺瘤。

病例 3

病史:患者女,58 岁,主因"发现左腮腺肿物 3 个月"入院。

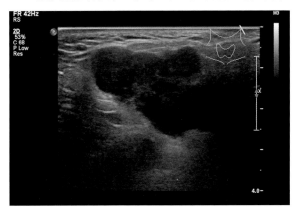

图 3-7　肿物二维超声长轴切面。

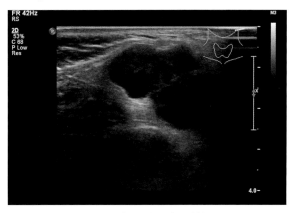

图 3-8　肿物二维超声短轴切面。

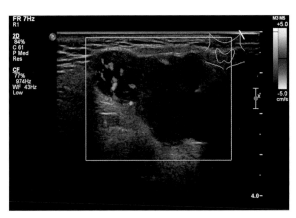

图 3-9　肿物彩色多普勒图像。

超声特征:左腮腺增大,内可见一低回声实性肿物,边界清晰,形状不规则,呈分叶状,回声不均匀,大小约为 3.86cm×3.11cm×2.09cm,可见点条状血流信号。

超声提示:左腮腺实性肿物。

病理结果:左腮腺多形性腺瘤富于黏液型。

腮腺腺淋巴瘤

病例 4

病史:患者男,48 岁,主因"发现左腮腺肿物 2 周"入院。

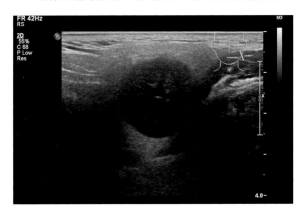

图 3-10　肿物二维超声长轴切面。

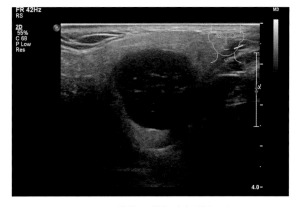

图 3-11　肿物二维超声短轴切面。

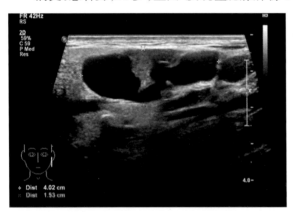

超声特征：左腮腺内可见一低回声实性肿物，边界清晰，形状规则，回声不均匀，呈网格状改变，大小约为 1.67cm×2.18cm×1.72cm，血流信号不丰富。

超声提示：左腮腺实性肿物。

病理结果：左腮腺腺淋巴瘤。

图 3-12　肿物彩色多普勒图像。

腮腺导管内乳头状瘤

病例 5

病史：患者男，56 岁，主因"发现左腮腺肿物 1 个月"入院。

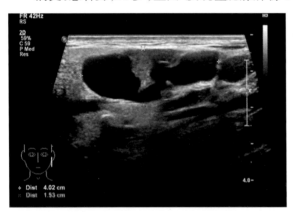

图 3-13　肿物二维超声长轴切面。

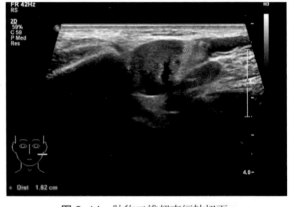

图 3-14　肿物二维超声短轴切面。

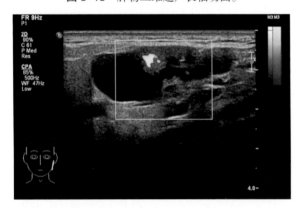

图 3-15　肿物彩色多普勒图像 1。

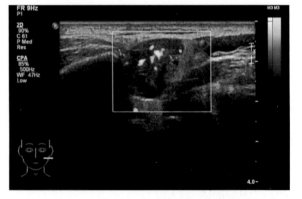

图 3-16　肿物彩色多普勒图像 2。

超声特征：左腮腺增大，导管扩张，内可见一实性团块，形状不规则，回声不均匀，内可见较丰富的血流信号。

超声提示：左腮腺实性肿物伴导管扩张，大小约为 4.02cm×1.62cm×1.53cm。

病理结果：左腮腺导管内乳头状瘤。

腮腺血管瘤

病例 6

病史：患者男，18 岁，主因"发现右腮腺肿物 2 年"入院。

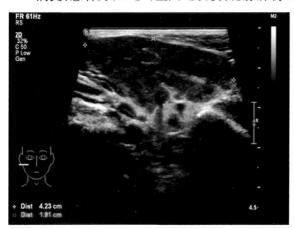

图 3-17　肿物二维超声长轴切面。

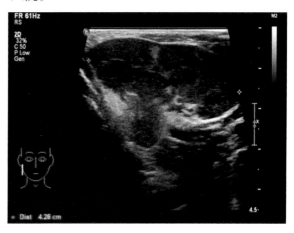

图 3-18　肿物二维超声短轴切面。

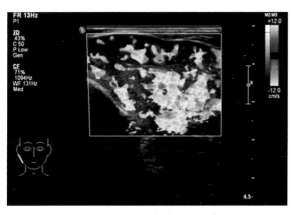

图 3-19　肿物彩色多普勒图像。

超声检查：右侧腮腺增大，内可见一低回声实性肿物，边界清晰，形状不规则，回声不均匀，呈网格状，大小约为 4.23cm×4.26cm×1.91cm，内血流信号丰富。

超声提示：右腮腺实性肿物。

病理结果：右腮腺海绵状血管瘤。

病例 7

病史：患者男，15 岁，主因"发现左腮腺肿物 6 个月"入院。

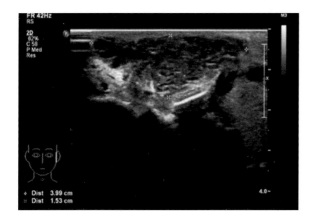

图 3-20　肿物二维超声长轴切面。

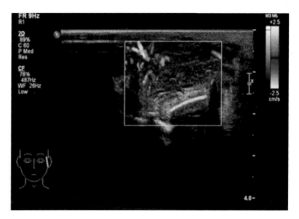

图 3-21　肿物彩色多普勒图像。

　　超声特征:左腮腺增大,内可见一低回声实性肿物,边界清晰,形状不规则,回声不均匀,呈网格状,大小约为 3.99cm×2.54cm×1.53cm,内血流信号较丰富。

　　超声提示:左腮腺内实性肿物。

　　病理结果:左腮腺海绵状血管瘤。

腮腺内鳃裂囊肿

病例 8

　　病史:患者女,43 岁,主因"发现左腮腺肿物 3 年"入院。

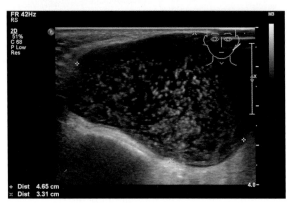

图 3-22　肿物二维超声长轴切面。

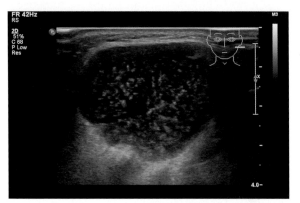

图 3-23　肿物二维超声短轴切面。

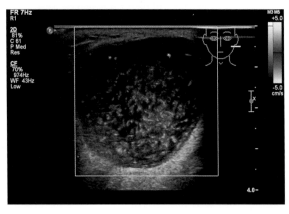

图 3-24　肿物彩色多普勒图像。

　　超声特征:左腮腺增大,内可见一囊性肿物,边界清晰,形状尚规则,后方回声增强,内透声差,可见密集点状强回声,大小约为 4.65cm×4.28cm×3.31cm,未见明显血流信号。

　　超声提示:左腮腺内囊性肿物。

　　病理结果:左腮腺内鳃裂囊肿。

腮腺基底细胞腺瘤

病例 9

病史:患者女,55 岁,主因"发现左腮腺肿物 1 周"入院。

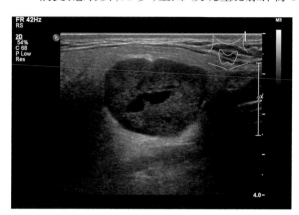

图 3-25　肿物二维超声长轴切面。

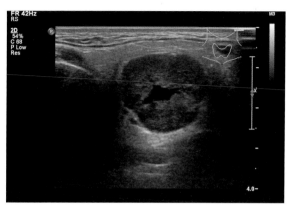

图 3-26　肿物二维超声短轴切面。

超声特征：左腮腺内可见一低回声肿物,边界清晰,形状欠规则,回声不均匀,可见少许无回声区,大小约为 2.26cm×2.05cm×1.79cm,血流信号较丰富。

超声提示:左腮腺囊实性肿物。

病理结果:左腮腺浅叶基底细胞腺瘤。

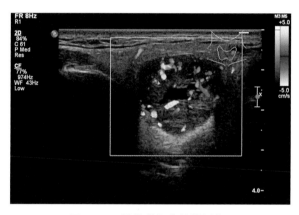

图 3-27　肿物彩色多普勒图像。

腮腺神经鞘瘤

病例 10

病史:患者女,48 岁,主因"发现右腮腺肿物 3 个月"入院。

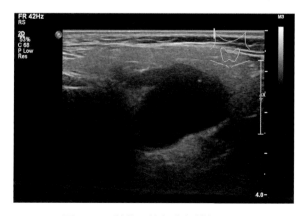

图 3-28　肿物二维超声长轴切面 1。

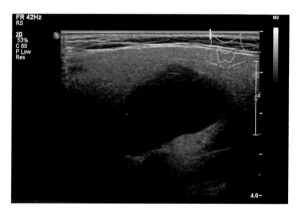

图 3-29　肿物二维超声长轴切面 2。

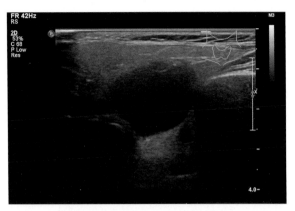

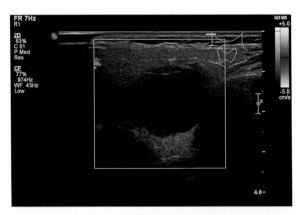

图 3-30 肿物二维超声短轴切面。

图 3-31 肿物彩色多普勒图像。

超声特征:右腮腺增大,内可见一低回声实性肿物,边界清晰,形状不规则,呈分叶状,回声不均匀,大小约为 3.14cm×2.62cm×1.84cm,未见明显血流信号。

超声提示:右腮腺内实性肿物。

病理结果:右腮腺神经鞘瘤。

腮腺炎性假瘤

病例 11

病史:患者女,51 岁,主因"发现左腮腺肿物 1 个月"入院。

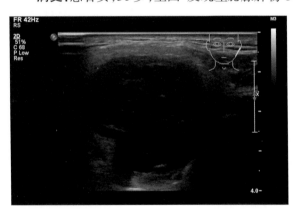

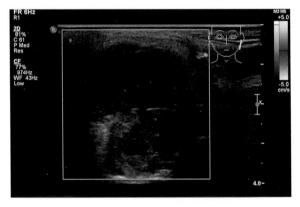

图 3-32 肿物二维超声长轴切面。

图 3-33 肿物彩色多普勒图像。

超声特征:左腮腺增大,内可见一低回声实性肿物,边界欠清晰,形状欠规则,局部回声不均匀,大小约为 3.73cm×3.45cm×3.15cm,未见明显血流信号。

超声提示:左腮腺实性肿物。

病理结果:左腮腺炎性假瘤。

腮腺区慢性炎症伴周围淋巴结淋巴组织增生

病例 12

病史:患者女,58 岁,主因"发现左腮腺肿物 2 个月"入院。

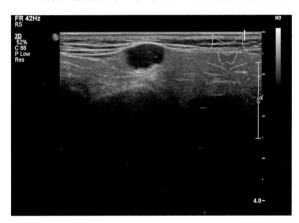

图 3-34　肿物二维超声长轴切面。

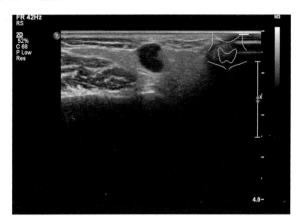

图 3-35　肿物二维超声短轴切面。

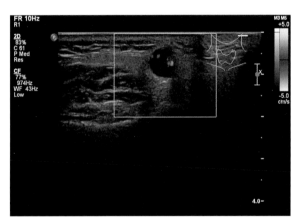

图 3-36　肿物彩色多普勒图像。

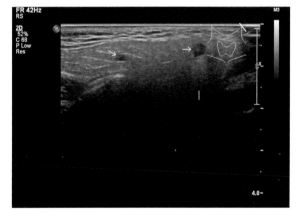

图 3-37　左腮腺长轴切面。

　　超声特征:左腮腺实质回声欠均匀,内可见多发低回声结节,边界清晰,形状规则,回声不均匀,最大约为 1.14cm×0.75cm×0.78cm,可见点状血流信号。

　　超声提示:左腮腺内多发低回声结节。

　　病理结果:左腮腺区慢性炎症伴周围淋巴结淋巴组织增生。

腮腺导管扩张伴淋巴组织增生

病例 13

病史:患者女,53岁,主因"发现左腮腺肿物1周"入院。

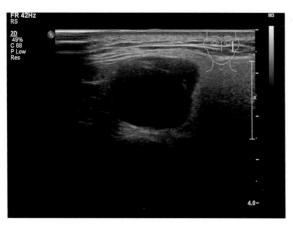

图 3-38 肿物二维超声长轴切面。

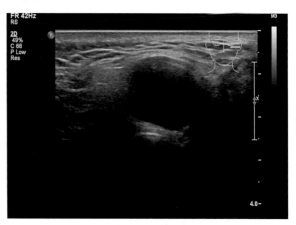

图 3-39 肿物二维超声短轴切面。

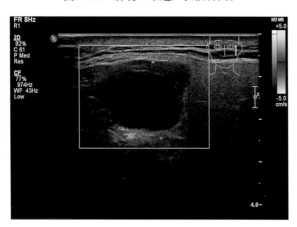

图 3-40 肿物彩色多普勒图像 1。

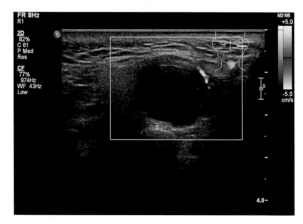

图 3-41 肿物彩色多普勒图像 2。

超声特征:左腮腺增大,内可见一低回声实性肿物,边界清晰,形状尚规则,回声欠均匀,大小约为 2.81cm×2.02cm×1.76cm,周边可见条形血流信号。

超声提示:左腮腺内实性肿物。

病理结果:左腮腺导管扩张伴淋巴组织增生。

颌下腺多形性腺瘤

病例 14

病史:患者女,34 岁,主因"发现右颌下肿物 1 个月"入院。

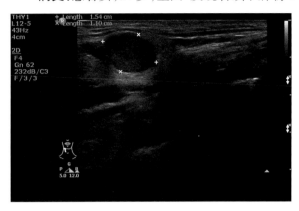

图 3-42　肿物二维超声长轴切面。

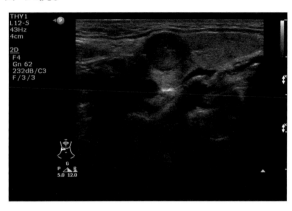

图 3-43　肿物二维超声短轴切面。

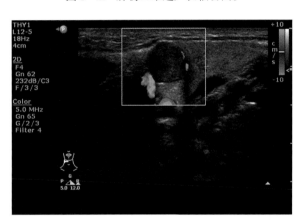

图 3-44　肿物彩色多普勒图像。

超声特征:右颌下腺内可见一低回声实性肿物,边界清晰,形状规则,回声均匀,大小约为 1.54cm×1.14cm×1.10cm,周边可见条形血流信号。

超声提示:右颌下腺实性肿物。

病理结果:右颌下腺多形性腺瘤。

颌下腺混合瘤囊性变

病例 15

病史:患者女,54 岁,主因"发现左颌下肿物 2 个月"入院。

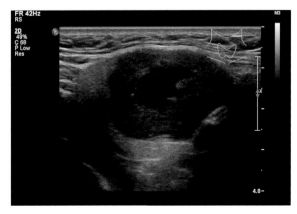

图 3-45　肿物二维超声长轴切面。

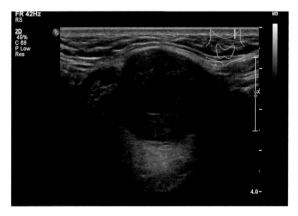

图 3-46　肿物二维超声短轴切面。

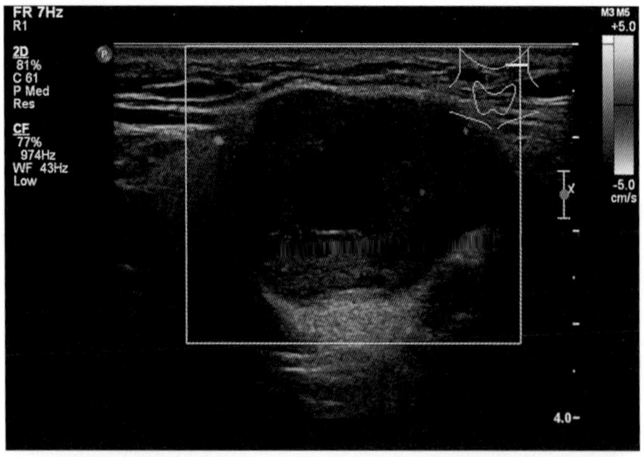

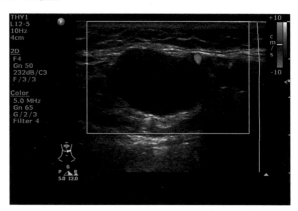

超声特征:左颌下腺内可见一低回声肿物,边界尚清晰,形状欠规则,回声不均匀,内可见无回声区,大小约为 3.44cm×2.64cm×2.15cm,周边及内部可见点状血流信号。

超声提示:左颌下腺囊实性肿物。

病理结果:左颌下腺混合瘤囊性变。

图 3-47 肿物彩色多普勒图像。

颌下腺淋巴瘤

病例 16

病史:患者女,36 岁,主因"发现左颌下肿物 1 个月"入院。

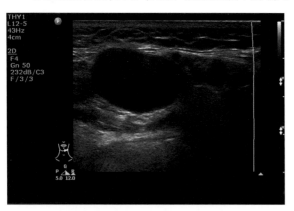

图 3-48 肿物二维超声长轴切面。

图 3-49 肿物彩色多普勒图像 1。

超声特征:左颌下腺内可见一低回声实性肿物,边界清晰,形状规则,回声尚均匀,大小约为 2.62cm×1.75cm×1.63cm,未见明显血流信号。

超声提示:左颌下腺内实性肿物。

病理结果:左颌下腺淋巴瘤。

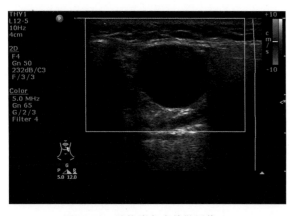

图 3-50 肿物彩色多普勒图像 2。

颌下腺导管结石

病例 17

病史:患者女,50 岁,主因"发现左颌下肿物 2 周"入院。

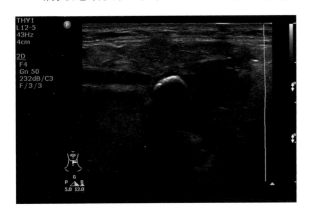

图 3-51　肿物二维超声图像。

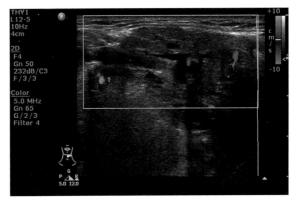

图 3-52　肿物彩色多普勒图像。

超声特征:左颌下腺导管扩张,内可见弧形强回声后伴声影。

超声提示:左颌下腺导管扩张伴结石。

病理结果:左颌下腺导管结石,直径为 1.32cm。

颌下腺胶样腺瘤

病例 18

病史:患者男,50 岁,主因"发现右颌下肿物 3 个月"入院。

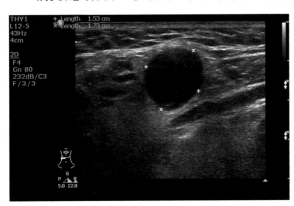
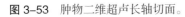

图 3-53　肿物二维超声长轴切面。

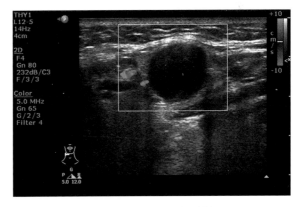

图 3-54　肿物二维超声短轴切面。

超声特征:右颌下腺内可见一低回声结节,边界清晰,形状规则,回声均匀,后方回声增强,大小约为 1.46cm×1.53cm×1.73cm,未见明显血流信号。

超声提示:右颌下腺低回声肿物。

病理结果:右颌下腺胶样腺瘤。

颌下腺慢性炎症伴增生

病例 19

病史: 患者男,50 岁,主因"发现右颌下肿物 1 周"入院。

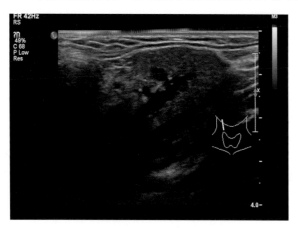

图 3-55　右颌下腺二维超声图像 1。

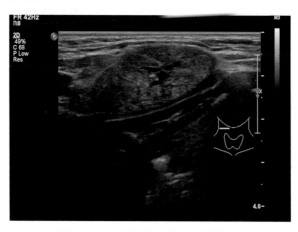

图 3-56　右颌下腺二维超声图像 2。

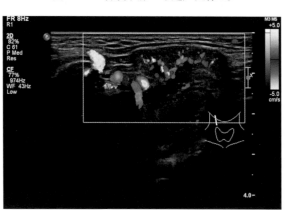

图 3-57　肿物彩色多普勒图像。

超声特征: 右颌下腺饱满,实质回声粗糙且不均匀,可见导管扩张,血流信号较丰富。

超声提示: 右颌下腺慢性炎症。

病理结果: 右颌下腺慢性炎症伴增生。

慢性硬化性颌下腺炎症

病例 20

病史: 患者女,50 岁,主因"发现右颌下肿物 2 周"入院。

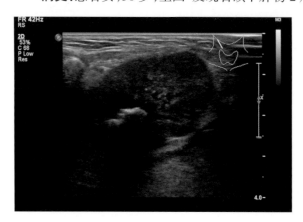

图 3-58　颌下腺二维超声切面 1。

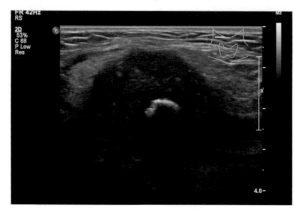

图 3-59　颌下腺二维超声切面 2。

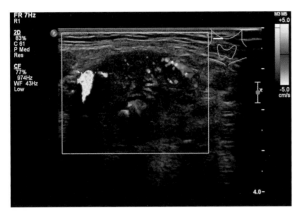

图 3-60　肿物彩色多普勒图像。

超声特征:右颌下腺增大,实质回声减低、粗糙且不均匀,可见导管扩张,内可见弧形强回声,血流信号稍丰富。

超声提示:右颌下腺炎症。

病理结果:慢性硬化性颌下腺炎症。

IgG4 相关性炎症

病例 21

病史:患者女,55 岁,主因"发现左颌下肿物 1 周"入院。

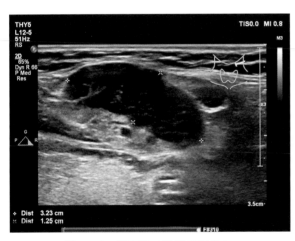

图 3-61　颌下腺二维超声图像 1。

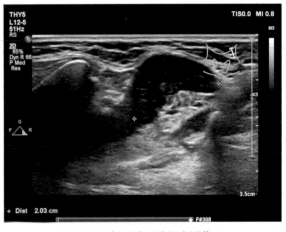

图 3-62　颌下腺二维超声图像 2。

超声特征:左颌下腺实质回声粗糙且不均匀,局部可见一低回声区,边界不清晰,形状不规则,回声不均匀,可见点条状血流信号。

超声提示:左颌下腺炎症。

病理结果:IgG4 相关性炎症。

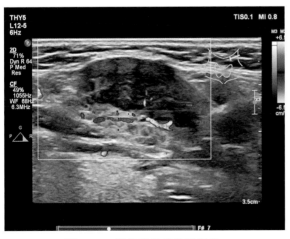

图 3-63　肿物彩色多普勒图像。

第二节　涎腺恶性肿瘤病例

腮腺恶性多形性腺瘤

病例 22

病史：患者男，59岁，主因"发现右腮腺肿物半年"入院。

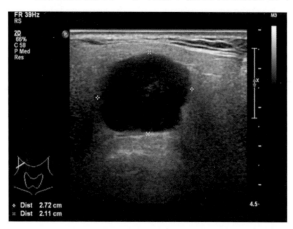

图 3-64　肿物二维超声长轴切面。

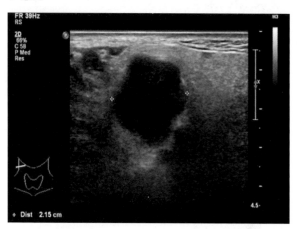

图 3-65　肿物二维超声短轴切面。

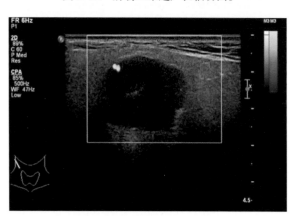

图 3-66　肿物彩色多普勒图像。

超声特征：右腮腺内可见一低回声实性肿物，边界欠清晰，形状不规则，呈分叶状，回声不均匀，后方回声增强，大小约为 2.72cm×2.15cm×2.11cm，可见条形血流信号。

超声提示：右腮腺内实性肿物。

病理结果：右腮腺多形性腺瘤恶变，恶变成分主要为涎腺导管癌成分，基本局限于纤维包膜内。

病例 23

病史:患者男,72 岁,主因"发现右腮腺肿物 3 个月"入院。

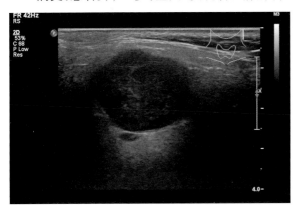

图 3-67　肿物二维超声长轴切面。

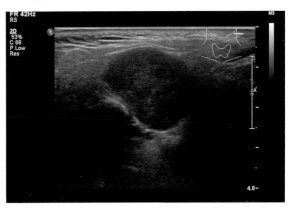

图 3-68　肿物二维超声短轴切面。

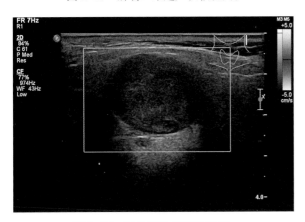

图 3-69　肿物彩色多普勒图像。

超声特征:左腮腺内可见一低回声实性肿物,边界欠清晰,形状欠规则,回声不均匀,大小约为 2.53cm×2.43cm×2.04cm,可见点条状血流信号。

超声提示:左腮腺内实性肿物。

病理结果:左腮腺多形性腺瘤肌上皮成分生长活跃、侵犯被膜。

腮腺腺泡细胞癌

病例 24

病史:患者女,55 岁,主因"发现左腮腺肿物半个月"入院。

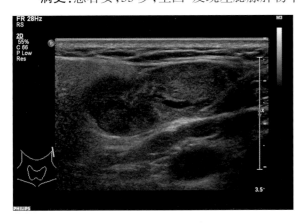

图 3-70　肿物二维超声长轴切面。

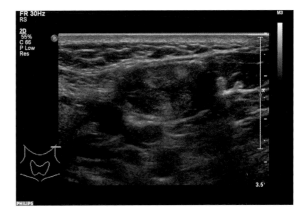

图 3-71　肿物二维超声短轴切面。

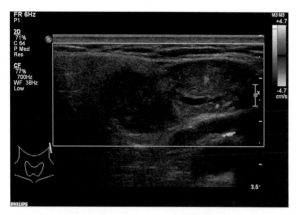

图 3-72　肿物彩色多普勒图像。

超声特征：左腮腺增大，内可见一低回声实性肿物，边界尚清晰，形状欠规则，回声不均匀，可见小无回声区，大小约为 3.52cm×2.53cm×1.67cm，可见点状血流信号。

超声提示：左腮腺内实性肿物。

病理结果：左腮腺高分化腺泡细胞癌。

病例 25

病史：患者男，66 岁，主因"发现右腮腺肿物 1 个月"入院。

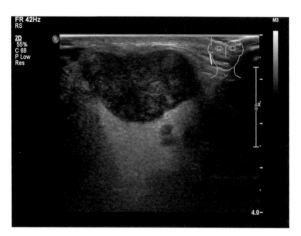

图 3-73　肿物二维超声长轴切面。

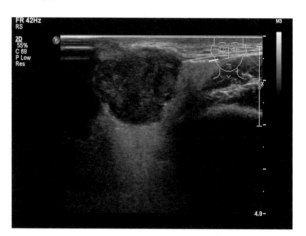

图 3-74　肿物二维超声短轴切面。

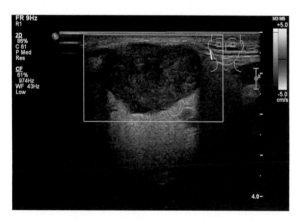

图 3-75　肿物彩色多普勒图像。

超声特征：右腮腺增大，内可见一低回声实性肿物，边界欠清晰，形状欠规则，回声不均匀，后方回声增强，大小约为 3.37cm×2.45cm×1.56cm，可见点状血流信号。

超声提示：右腮腺内实性肿物。

病理结果：右腮腺低分化腺泡细胞癌。

腮腺肌上皮癌

病例 26

病史：患者女,54 岁,主因"发现右腮腺肿物 3 个月"入院。

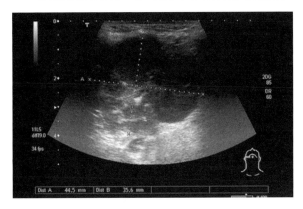

图 3-76　肿物二维超声图像。

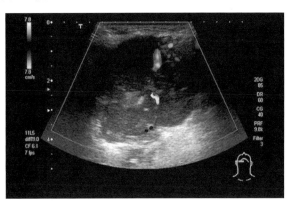

图 3-77　肿物彩色多普勒图像。

　　超声特征：右腮腺增大,内可见一低回声实性肿物,边界尚清晰,形状不规则,回声不均匀,可见强回声钙化,大小约为 4.09cm×4.45cm×3.56cm,可见条形血流信号。

　　超声提示：右腮腺内实性肿物。

　　病理结果：右腮腺肌上皮癌。

腮腺基底细胞瘤

病例 27

病史：患者男,66 岁,主因"发现右腮腺肿物 1 年"入院。

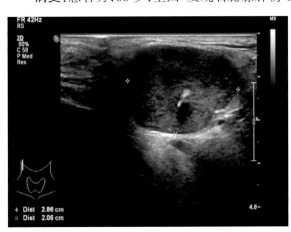

图 3-78　肿物二维超声长轴切面。

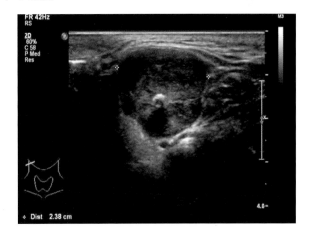

图 3-79　肿物二维超声短轴切面。

　　超声特征：右腮腺增大,内可见一低回声实性肿物,边界尚清晰,形状不规则,回声不均匀,可见强回声钙化,大小约为 2.86cm×2.38cm×2.06cm,可见点条状血流信号。

　　超声提示：右腮腺内实性肿物。

　　病理结果：右腮腺基底细胞瘤恶变。

腮腺炎性肌成纤维细胞瘤

病例 28

病史:患者男,43 岁,主因"发现左腮腺肿物 1 周"入院。

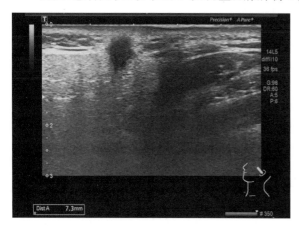

图 3-80 肿物二维超声长轴切面。

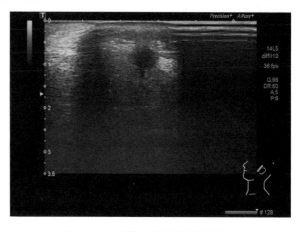

图 3-81 肿物二维超声短轴切面。

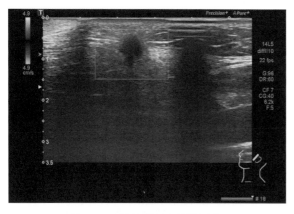

图 3-82 肿物彩色多普勒图像。

超声特征:左腮腺下极可见一极低回声实性肿物,边界不清晰,形状不规则,回声不均匀,大小约为 1.14cm×1.08cm×1.45cm,未见明显血流信号。

超声提示:左腮腺内实性肿物。

病理结果:左腮腺炎性肌成纤维细胞瘤。

腮腺孤立性纤维性肿瘤

病例 29

病史:患者女,32 岁,主因"发现右腮腺肿物 2 周"入院。

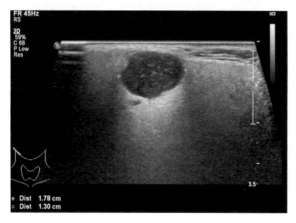

图 3-83 肿物二维超声长轴切面。

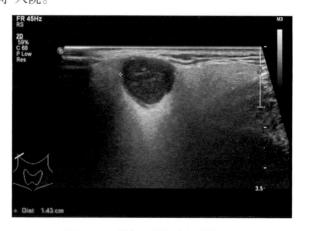

图 3-84 肿物二维超声短轴切面。

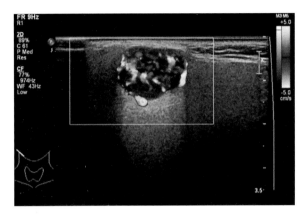

图 3-85 肿物彩色多普勒图像。

超声特征：右腮腺内可见一低回声实性肿物，边界尚清晰，形状欠规则，回声不均匀，后方回声增强，大小约为 1.78cm×1.43cm×1.30cm，血流信号丰富。

超声提示：右腮腺内实性肿物。

病理结果：右腮腺孤立性纤维性肿瘤。

腮腺黏液表皮样癌

病例 30

病史：患者女，62 岁，主因"发现右腮腺肿物半月余"入院。

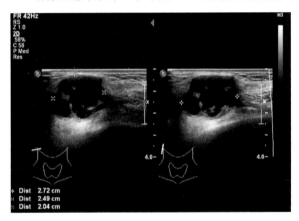

图 3-86 肿物二维超声图像。

超声特征：右腮腺内可见一低回声实性肿物，边界欠清晰，形状不规则，回声不均匀，可见不规则液性区，后方回声增强，大小约为 2.72cm×2.49cm×2.04cm，血流信号稍丰富。

超声提示：右腮腺内实性肿物。

病理结果：右腮腺高分化黏液表皮样癌，包膜部分被侵犯。

腮腺鳞癌

病例 31

病史：患者男，69 岁，主因"发现左腮腺肿物半年"入院。

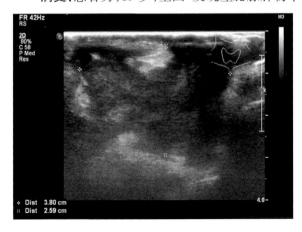

图 3-87 肿物二维超声长轴切面。

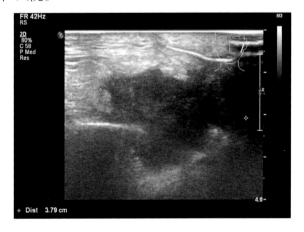

图 3-88 肿物二维超声短轴切面。

超声特征:左腮腺增大,内可见一低回声实性肿物,边界不清晰,形状不规则,回声不均匀,大小约为3.80cm×3.79cm×2.59cm,血流信号稍丰富。

超声提示:左腮腺内实性肿物。

病理结果:左腮腺中分化鳞癌。

病例 32

病史:患者女,62岁,主因"发现左腮腺肿物1个月"入院。

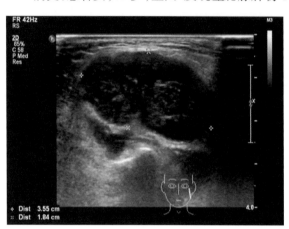

图 3-89　肿物二维超声长轴切面。

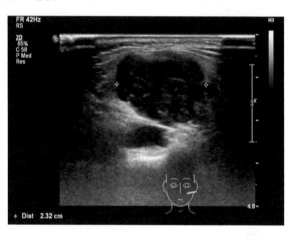

图 3-90　肿物二维超声短轴切面。

超声特征:左腮腺增大,内可见一低回声实性肿物,边界尚清晰,形状不规则,回声不均匀,大小约为3.55cm×2.32cm×1.84cm,血流信号稍丰富。

超声提示:左腮腺内实性肿物。

病理结果:左腮腺低分化鳞癌。

腮腺转移癌

病例 33

病史:患者男,64岁,主因"发现小细胞肺癌1年"入院。

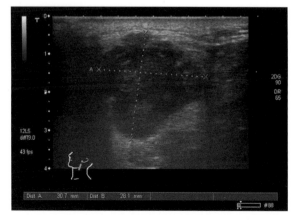

图 3-91　肿物二维超声长轴切面。

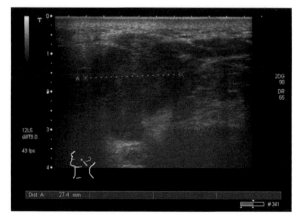

图 3-92　肿物二维超声短轴切面。

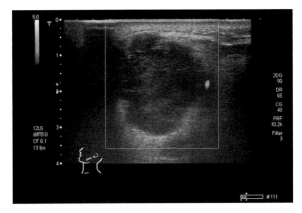

图 3-93　肿物彩色多普勒图像。

超声特征：右腮腺增大，内可见一低回声实性肿物，边界欠清晰，形状不规则，回声不均匀，大小约为 3.07cm×2.74cm×2.81cm，可见点状血流信号。

超声提示：右腮腺内实性肿物。

病理结果：右腮腺转移癌，来源于肺。

病例 34

病史：患者男，64 岁，主因"发现右腮腺肿物 1 个月"入院。

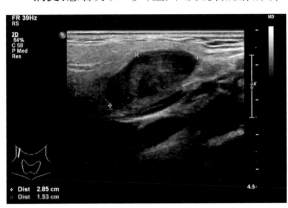

图 3-94　肿物二维超声长轴切面。

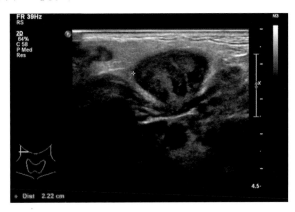

图 3-95　肿物二维超声短轴切面。

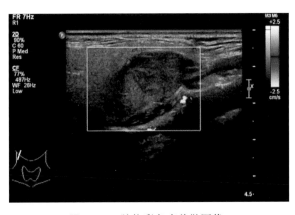

图 3-96　肿物彩色多普勒图像。

超声特征：右腮腺内可见一低回声实性肿物，边界尚清晰，形状尚规则，回声不均匀，大小约为 2.85cm×2.22cm×1.53cm，周边可见少许血流信号。

超声提示：右腮腺实性肿物。

病理结果：右腮腺转移癌，来源于恶性黑色素瘤。

腮腺淋巴瘤

病例 35

病史: 患者女,54 岁,主因"发现右腮腺肿物 1 个月"入院。

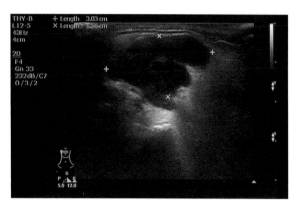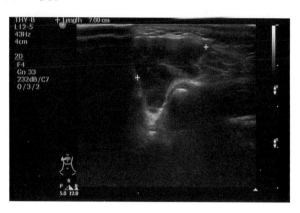

图 3-97 肿物二维超声长轴切面。　　　　　图 3-98 肿物二维超声短轴切面。

超声特征: 右腮腺增大,内可见一极低回声实性肿物,边界尚清晰,形状不规则,回声不均匀,大小约为 3.03cm×2.09cm×1.56cm,可见树枝状血流信号。

超声提示: 右腮腺实性肿物。

病理结果: 右腮腺非霍奇金淋巴瘤。

颌下腺恶性混合瘤

病例 36

病史: 患者女,56 岁,主因"发现右颌下肿物 1 个月"入院。

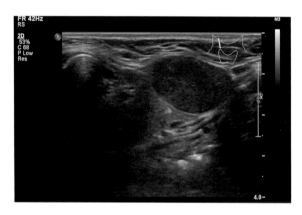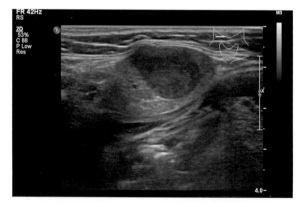

图 3-99 肿物二维超声长轴切面。　　　　　图 3-100 肿物二维超声短轴切面。

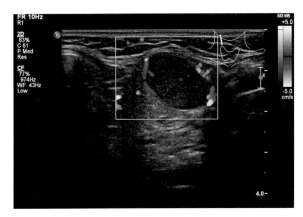

图 3-101　肿物彩色多普勒图像。

超声特征:右颌下腺内可见一低回声实性肿物,边界清晰,形状不规则,回声欠均匀,大小约为 1.93cm×1.53cm×1.17cm,周边可见条形血流信号。

超声提示:右颌下腺实性肿物。

病理结果:右颌下腺恶性混合瘤。

病例 37

病史:患者女,52 岁,主因"发现左颌下肿物 1 个月"入院。

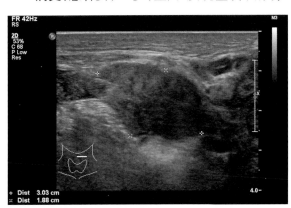

图 3-102　肿物二维超声长轴切面。

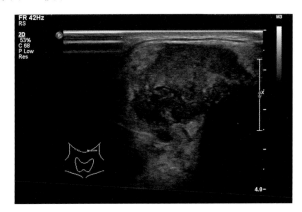

图 3-103　肿物二维超声短轴切面。

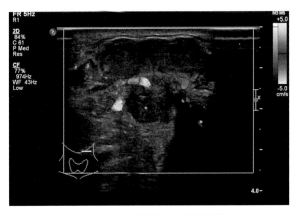

图 3-104　肿物彩色多普勒图像。

超声特征:左颌下腺增大,内可见一低回声实性肿物,边界欠清晰,形状不规则,回声不均匀,大小约为 3.03cm×3.28cm×1.88cm,内部血流信号杂乱。

超声提示:左颌下实性肿物。

病理结果:左颌下腺恶性混合瘤,恶性成分为腺样囊性癌。

颌下腺浸润性导管癌

病例 38

病史:患者男,44 岁,主因"发现右颌下肿物 3 个月"入院。

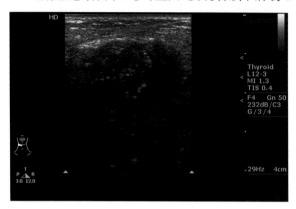 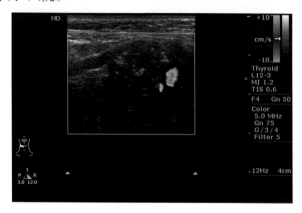

图 3-105 肿物二维超声长轴切面。　　　图 3-106 肿物彩色多普勒图像。

超声特征:右颌下腺增大,导管扩张,内可见一低回声实性肿物,边界不清晰,形状不规则,回声不均匀,可见多发强回声小钙化,大小约为 2.25cm×2.09cm×1.87cm,内可见粗大的血流信号。

超声提示:右颌下实性肿物。

病理结果:右颌下腺浸润性导管癌。

病例 39

病史:患者男,60 岁,主因"发现左颌下肿物 3 个月"入院。

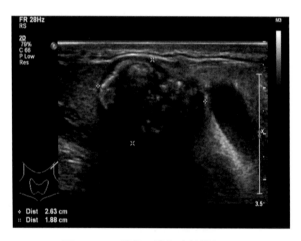 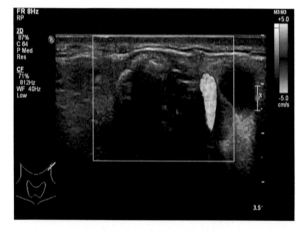

图 3-107 肿物二维超声长轴切面。　　　图 3-108 肿物彩色多普勒图像。

超声特征:左颌下腺增大,内可见一低回声实性肿物,边界不清晰,形状不规则,回声不均匀,可见大小不等钙化,大小约为 2.63cm×2.43cm×1.88cm,内可见粗大的血流信号。

超声提示:左颌下腺实性肿物。

病理结果:左颌下腺浸润性导管癌。

病例 40

病史: 患者男,66 岁,主因"发现左颌下肿物 1 个月"入院。

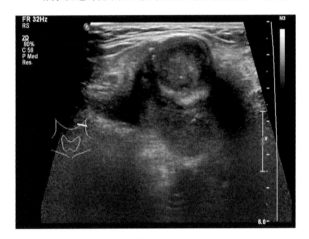

图 3-109　肿物二维超声长轴切面。

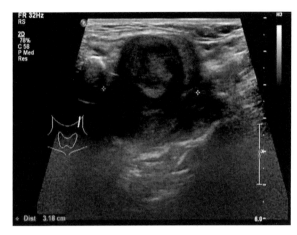

图 3-110　肿物二维超声短轴切面。

超声特征: 左颌下腺增大,内可见一低回声实性肿物,边界不清晰,形状不规则,回声不均匀,可见大小不等钙化,大小约为 4.08cm×3.18cm×2.61cm,内可见少许血流信号。

超声提示: 左颌下腺实性肿物。

病理结果: 左颌下腺中分化浸润性导管癌。

颌下腺腺样囊性癌

病例 41

病史: 患者男,50 岁,主因"发现左颌下肿物 2 周"入院。

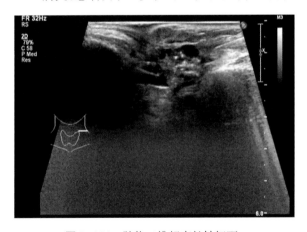

图 3-111　肿物二维超声长轴切面。

超声特征: 左颌下腺内可见一低回声肿物,边界不清晰,形状不规则,回声不均匀,可见小无回声区,实性区可见点状强回声,大小约为 1.76cm×1.56cm×1.47cm,内可见少许血流信号。

超声提示: 左颌下囊实性肿物。

病理结果: 左颌下腺腺样囊性癌。

颌下腺黏液表皮样癌

病例 42

病史:患者女,56岁,主因"发现右颌下肿物半年"入院。

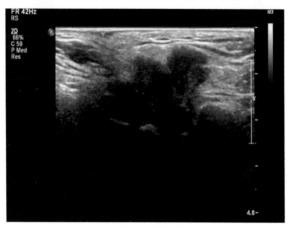

图 3-112 肿物二维超声长轴切面 1。

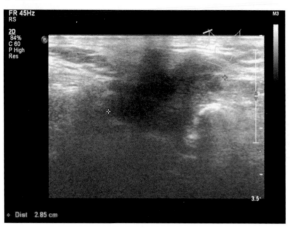

图 3-113 肿物二维超声长轴切面 2。

超声特征:右颌下腺内可见一低回声区,边界不清晰,形状不规则,回声不均匀,内可见小片状无回声区,大小约为 1.76cm×1.56cm×1.47cm,血流信号稍丰富。

超声提示:右颌下腺实性肿物。

病理结果:右颌下腺低分化黏液表皮样癌。

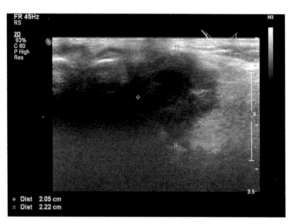

图 3-114 肿物二维超声短轴切面

颌下腺淋巴瘤

病例 43

病史:患者男,49 岁,主因"发现左颌下肿大 2 个月"入院。

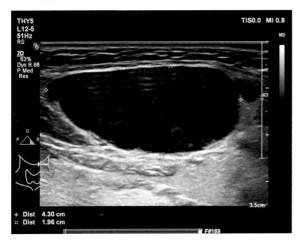

图 3-115　肿物二维超声长轴切面。

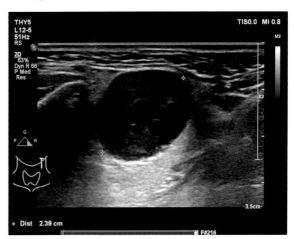

图 3-116　肿物二维超声短轴切面。

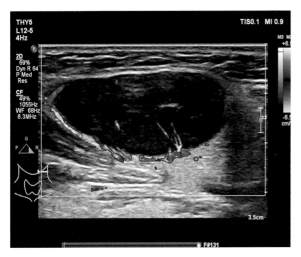

图 3-117　肿物彩色多普勒图像 1。

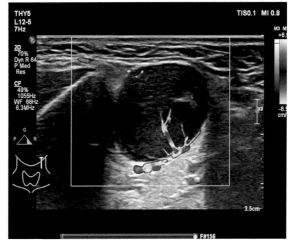

图 3-118　肿物彩色多普勒图像 2。

超声特征:左颌下腺增大,内可见一低回声实性肿物,边界清晰,形状规则,似淋巴结样回声,回声不均匀,可见少许强回声髓质,大小约为 4.30cm×2.39cm×1.96cm,内可见树枝状血流信号。

超声提示:左颌下腺实性肿物。

病理结果:左颌下腺霍奇金淋巴瘤。

舌下腺淋巴瘤

病例 44

病史:患者男,52 岁,主因"发现右上颈肿物 2 周"入院。

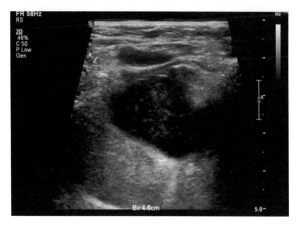

图 3-119 肿物二维超声图像

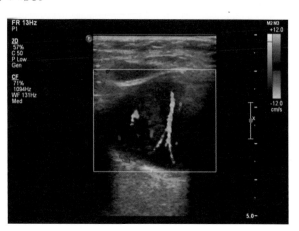

图 3-120 肿物彩色多普勒图像

超声特征:上颈颈前偏右可见一低回声实性肿物,边界尚清晰,形状欠规则,回声不均匀,与舌下腺关系密切,大小约为 2.78cm×2.97cm×2.45cm,可见条形血流信号。

超声提示:上颈颈前偏右实性肿物。

病理结果:右舌下腺非霍奇金淋巴瘤。

舌下腺黏液表皮样癌

病例 45

病史:患者女,68 岁,主因"发现左舌下腺肿物 1 周"入院。

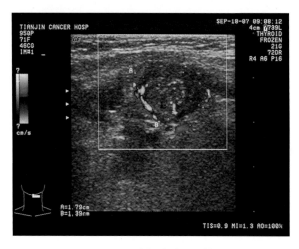

图 3-121 二维超声肿物长轴切面

超声特征:左上颈可见一低回声实性肿物,界边不清晰,形状欠规则,回声不均匀,内可见强回声小钙化,与舌下腺关系密切,大小约为 1.76cm×1.62cm×1.48cm,可见点条状血流信号。

超声提示:左上颈实性肿物。

病理结果:左舌下腺黏液表皮样癌。

小　结

涎腺良性肿瘤

（1）多形性腺瘤：又称良性混合瘤，是最常见的涎腺肿瘤，占全部涎腺良性肿瘤的80%。80%的多形性腺瘤发生于腮腺，多位于腮腺浅叶，单发为主，术后肿瘤复发者可表现为多发。由上皮组织、软骨样组织、黏液样组织组成，组织多样，呈多中心生长，瘤体多表现为分叶生长，可能穿破包膜。超声多表现为浅分叶状，也可表现为类圆形，大部分具有完整包膜，少数包膜不完整，边界清晰或边界欠清晰，内回声表现多样化，上皮成分表现为实质性回声，软骨样组织表现为增强回声伴后方声衰，黏液样组织则表现为弱回声反射，伴后方回声增强，组织构成比例不同内回声表现差异较大。病程较长、体积较大的肿物可出现肿瘤内出血坏死、囊性变、营养不良性纤维化钙化等。彩色多普勒显示大部分肿瘤内部血流信号较少，少数内可见条形或周边环绕血流信号。多形性腺瘤具有恶变潜能，当出现以下超声征象时应考虑混合瘤恶变的可能：①肿物体积短期内增大明显；②肿物形态不规则，呈浸润性生长，边界不清晰，伴或不伴周围转移性淋巴结；③肿物内出现强回声钙化；④内部血流信号丰富、杂乱。

（2）腺淋巴瘤：又称乳头状淋巴囊腺瘤、Warthin瘤，几乎只发生于腮腺，是腮腺第二大良性肿瘤，占腮腺肿瘤的14%。多见于中老年男性，有长期吸烟史。多发常见，也可表现为双侧发病，发生感染时可伴疼痛和消长史。由腺上皮和淋巴样组织组成。超声表现为类圆形或浅分叶状，边界清晰，包膜完整，内回声多表现为近似无回声的极低回声，回声不均匀，内可见高回声细小分隔呈网格状改变，常可伴液化，后方回声增强。因为腺淋巴瘤富含淋巴样组织，易发生炎性反应，超声表现为边界不清晰低回声肿物，与恶性肿瘤容易混淆。腺淋巴瘤血流信号丰富，呈淋巴门样血流。

（3）基底细胞腺瘤：发病率较低，大多数发生于腮腺。基底细胞腺瘤细胞成分单纯，主要由"基底细胞"组成，多呈膨胀生长，超声表现为圆形或类圆形低回声肿物，边界清晰，包膜完整，内回声均匀，后方回声增强。肿瘤内部容易出现液化坏死，可见无回声区。基底细胞腺瘤内部可见点线状血流信号。

（4）导管内乳头状瘤：是由于导管上皮的乳头状增生引起的囊性导管扩张，是一种较少见的良性肿瘤。通常好发于小唾液腺，其次是大唾液腺，其中以腮腺常见。患者以中老年为主，一般无明显临床症状，偶以颈部肿块就诊。超声表现为边界清晰的囊性肿物，囊腔形态不规则，内可见不规则的实性乳头状结构，可见稍丰富的血流信号。

（5）血管瘤：是涎腺最常见的间叶肿瘤，一般发生于腮腺，儿童多见，为先天性血管良性肿瘤或血管畸形，分为弥漫型和肿块型两种类型。弥漫型血管瘤超声表现为腮腺内弥漫分布低回声区，可累及整个腮腺，边界欠清晰，形态不规则。肿块型血管瘤超声表现为质软的低回声肿物，边界清晰，内回声不均匀，内可见条索状高回声或管状无回声区，部分内可见强回声静脉石。血管瘤内可见较丰富的血流信号，管状无回声区内可见血流信号充盈。

（6）神经鞘瘤：发生于面神经，大多数病例出现于腮腺，沿面神经走行区生长，以中年患者居多。肿物呈圆形或椭圆形，部分呈分叶状，有完整的包膜。患者常无明显症状，当肿物挤压面神经时可出现疼痛症状。超声表现为肿物呈实性，边界清晰，一般呈低回声，回声均匀，当出现黏液样变时可出现液性区。

（7）慢性硬化性颌下腺炎：因唾液阻塞导致腺体导管退行性变，其周围淋巴细胞浸润，导管扩张，腺体实质被破坏，发生纤维化或发生玻璃样变性，被淋巴细胞取代。组织学表现为淋巴细胞、浆细胞浸润伴纤维化。早期随着淋巴细胞浸润及纤维化形成，声像图上常表现为腺体弥漫性增大，回声不均匀且粗糙，也可见扩张的导管，内可见结石回声；后期因纤维化明显，腺体萎缩变硬，回声减低、不均匀，可见条索样强回声。其周围可见多个肿大淋巴结，皮质增厚，血流较丰富。

（8）IgG4 相关性颌下腺炎：是 IgG4(+)浆细胞质浸润有关的自身免疫系统性疾病，是一种全身系统性疾病，可累及多个器官及组织。IgG4 相关性涎腺炎以颌下腺最为常见，临床表现为单侧或双侧颌下腺无痛性慢性肿胀，常无腺体阻塞损伤或涎石形成。超声表现为腺体多发低回声结节，形态不规则，边界欠清晰或表现为腺体增大，呈弥漫性不均质回声，内可见呈树枝状的丰富血流信号。IgG4 相关性颌下腺炎确诊需结合临床、血清学、组织学等。

涎腺恶性肿瘤

（1）黏液表皮样癌：是最常见的涎腺恶性肿瘤，多见于腮腺。各年龄段均可发病，是儿童、青少年最常见的涎腺恶性肿瘤。临床表现不具有特征性，常被误诊为良性肿瘤或其他恶性肿瘤。主要由黏液细胞、表皮样细胞及中间型细胞组成，分为高分化、中分化、低分化三种类型。高分化黏液表皮样癌超声表现为低回声包块，形态多规则，少数呈分叶状，边界清晰，因富含有黏液呈无回声或弱回声，后方回声增强。腮腺区如果出现充满黏液的囊腔，应考虑或排除高分化黏液表皮样癌的可能性。低分化黏液表皮样癌超声表现为实性低回声肿物，边界不清晰，形态不规则，内回声不均匀，周围可见转移性淋巴结。低分化黏液表皮样癌内部血流信号较丰富。舌下腺肿瘤中恶性肿瘤所占的比例高达 90%。

（2）恶性混合瘤：90% 的恶性混合瘤由良性混合瘤恶变而来，约占涎腺恶性肿瘤的 12%，好发于中老年人。该肿瘤最常见于腮腺，典型临床表现为长期存在的无痛性肿块近期快速生长。超声表现为实性低回声肿物，形态不规则，边界不清晰，内部回声不均匀。当肿瘤内发生坏死时，内可见小液性区，部分肿瘤内可出现强回声钙化，钙化在良恶性混合瘤鉴别中具有重要意义。血流信号较良性混合瘤丰富。

（3）腺样囊性癌：是较为常见的恶性肿瘤，占所有涎腺肿瘤的 1%~3%，约 80% 发生于腮腺。肿瘤沿着神经生长，可跳跃性侵犯周围组织，易出现复发和转移。根据组织类型分为实体型、微囊型、乳头囊状型或滤泡型。超声表现缺乏特异性，常表现为单发低回声肿物，形态多不规则，边界欠清晰或不清晰，内回声不均匀，多表现为实性低回声内局限性液性区，内可见少许血流信号。

（4）导管癌：是较少见的高度恶性肿瘤，占涎腺恶性肿瘤的 1%~3%。多发生于腮腺，中老年男性多见。超声表现为单发实性低回声肿物，形态不规则，肿瘤呈浸润性生长，边界多不清晰，内回声不均匀，内可见沙砾样钙化及液性区。沙砾样钙化是肿瘤内的沙砾体，是导管癌具有特征性的超声征象。内可见较丰富的血流信号。周围颈部转移性淋巴结较常见。

（5）肌上皮癌：是一种少见的恶性肿瘤，占涎腺恶性肿瘤的2%以下，75%发生在腮腺，具有局部破坏性强和易复发的特点。超声表现为单发实性低回声肿物，类圆形、分叶状或结节状，多数边界清晰，内回声不均匀，常见小液性区。肿瘤反复复发累及周围组织时表现为边界不清晰，内可见较丰富的血流信号。

（6）淋巴瘤：恶性淋巴瘤可起源于涎腺内的淋巴组织或腺体组织，分为原发性和继发性淋巴瘤。多发生于腮腺，也有报道可发生于颌下腺。原发性淋巴瘤超声表现为低回声包块，边界清晰，内回声不均匀，可呈蜂窝状改变。继发性淋巴瘤超声表现与一般的淋巴结性淋巴瘤相同，肿瘤内可见较丰富的血流信号。

（7）转移癌：约占涎腺所有恶性肿瘤的5%，好发于老年人。大多数发生于腮腺，少数见于颌下腺。多来源于头颈部肿瘤，远处原发灶以肺癌、肾癌和乳腺癌多见，因来源不同超声表现多样，与原发肿瘤超声特征相似。

舌下腺恶性肿瘤

舌下腺肿瘤较少见，占涎腺肿瘤的1%，但其中腺样囊性癌、黏液表皮样癌是舌下腺恶性肿瘤中最常见的类型，其超声表现与腮腺、颌下腺来源的肿瘤相同。

第四章
颈部非甲状腺非涎腺肿瘤超声诊断病例

　　颈部肿物(非甲状腺非涎腺来源)是临床最常出现的疾病之一,根据发病原因可分为三大类,即先天性、炎症性和肿瘤性。先天性疾病包括鳃裂囊肿、甲状舌管囊肿等,炎症性疾病包括急慢性淋巴结炎、淋巴结核,肿瘤性疾病包括神经源性肿瘤、颈动脉体瘤、软组织肿瘤、恶性淋巴瘤、转移性肿瘤等。

甲状舌管囊肿
病例 1
病史:患者女,9 岁,发现颈前肿物近 2 年,肿物质硬,活动度欠佳,压痛阴性。

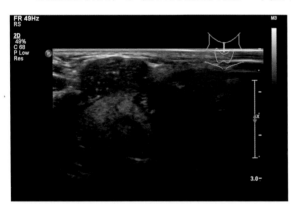

图 4-1　肿物二维超声长轴切面。

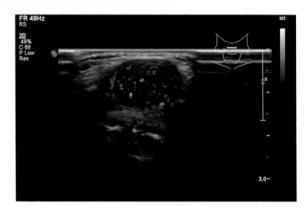

图 4-2　肿物二维超声短轴切面。

超声特征:上颈颈前舌骨前方可见一低弱回声区,边界清晰,形状规则,内部透声差,可见颗粒状弱回声,后方回声增强,大小约为 1.83cm× 1.53cm×1.06cm,未见明显血流信号。

病理结果:甲状舌管囊肿伴感染。

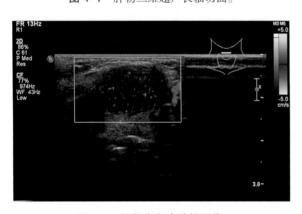

图 4-3　肿物彩色多普勒图像。

鳃裂囊肿

病例 2

病史:患者男,49 岁,发现右颈部肿物 2 个月,肿物质软,边界尚清,压痛阴性。

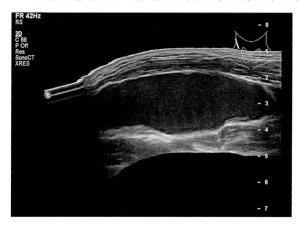

图 4-4　肿物二维超声长轴切面。

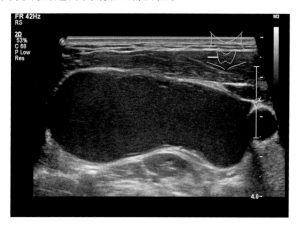

图 4-5　肿物二维超声短轴切面。

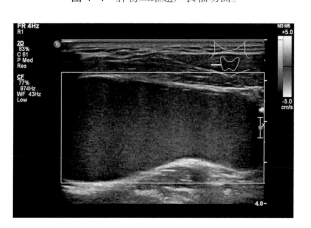

图 4-6　肿物彩色多普勒图像。

超声特征:右颈部胸锁乳突肌深方可见一囊性肿物,上起二腹肌,下至右锁骨水平,外侧至斜方肌前缘,内至颈前中线。该肿物边界清晰,形态规则,内透声欠佳,可压缩,大小约为 9.13cm×5.68cm×2.54cm,未见明显血流信号。

病理结果:鳃裂囊肿。

病例 3

病史:患者男,42 岁,发现颈部肿物 1 个月,肿物质软,边界尚清晰,压痛阴性。

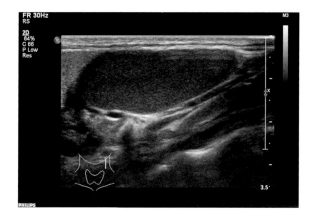

图 4-7　肿物二维超声长轴切面。

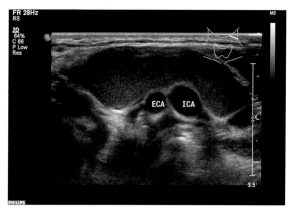

图 4-8　肿物二维超声短轴切面。

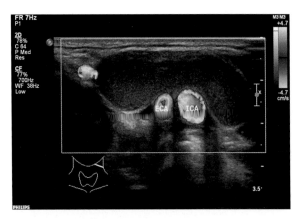

图 4-9 肿物彩色多普勒图像。

超声特征：左上颈可见一囊性肿物，边界清晰，形态规则，内透声欠佳，可压缩，大小约为 4.14cm×5.13cm×1.85cm，未见明显血流信号。

病理结果：鳃裂囊肿

淋巴管囊肿

病例 4

病史：患者女，36 岁，发现颈部肿物 10 天，肿物质地软，边界尚清晰，压痛阴性，波动感阴性。

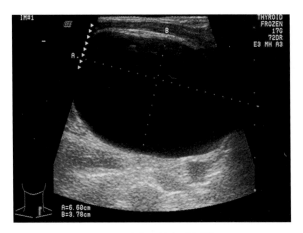

图 4-10 肿物二维超声图像 1。

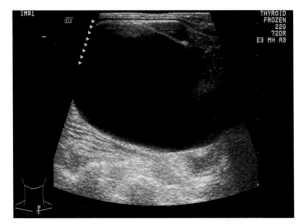

图 4-11 肿物二维超声图像 2。

超声特征：左锁上可见一无回声肿物，边界清晰，形态欠规则，内可见强回声分隔，大小约为 6.60cm×5.42cm×3.78cm，未见明显血流信号。

病理结果：淋巴管囊肿。

神经鞘瘤

病例 5

病史：患者女，61 岁，主诉"颈部不适 1 天"。

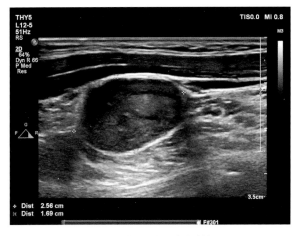

图 4-12　肿物二维超声长轴切面。

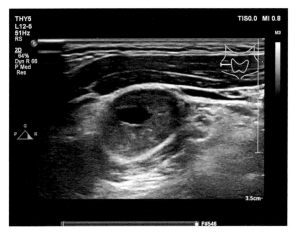

图 4-13　肿物二维超声短轴切面。

超声特征：右中颈颈内静脉外侧可见一低回声实性肿物，边界清晰，形状规则，内回声不均匀，可见少许无回声区，大小约为 2.56cm×2.35cm×1.69cm，周边可见血流信号。

病理结果：神经鞘瘤。

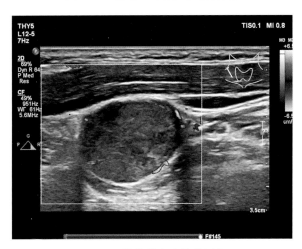

图 4-14　肿物彩色多普勒图像。

病例 6

病史:患者女,36 岁,发现颈部肿物 3 个月,肿物质地较硬,活动度差,压痛阳性。

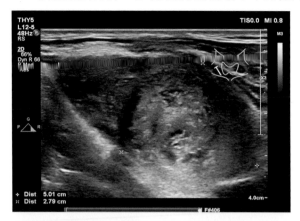

图 4-15 肿物二维超声长轴切面。

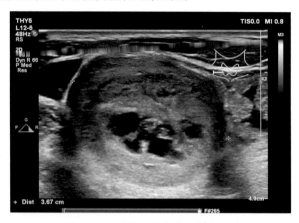

图 4-16 肿物二维超声短轴切面。

超声特征:右下颈肌肉层内可见一低回声实性肿物,边界清晰,形状规则,内回声不均匀,可见少许无回声区,大小约为 5.01cm×3.67cm×2.79cm,可见点状血流信号。

病理结果:神经鞘瘤囊性变。

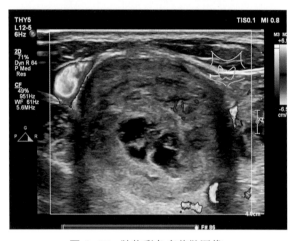

图 4-17 肿物彩色多普勒图像。

神经纤维瘤

病例 7

病史:患者女,36 岁,主诉"发现颈部肿物 3 个月"。

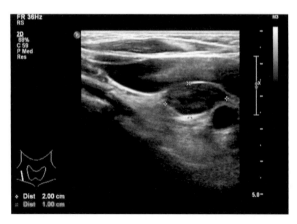

图 4-18 肿物二维超声长轴切面。

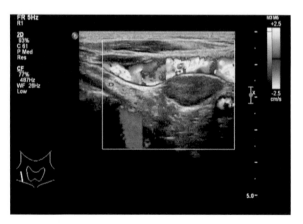

图 4-19 肿物彩色多普勒图像。

超声特征:右下颈颈动脉后方可见一低回声实性肿物,边界清晰,形状规则,内回声不均匀,大小约为 2.00cm×1.68cm×1.00cm,未见明显血流信号。

病理结果:神经纤维瘤。

神经节瘤

病例 8

病史:患者男,64 岁,主因"发现颈部肿物 3 个月"入院。

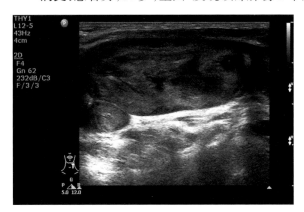

图 4-20　肿物二维超声长轴切面。

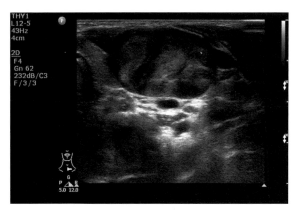

图 4-21　肿物二维超声短轴切面。

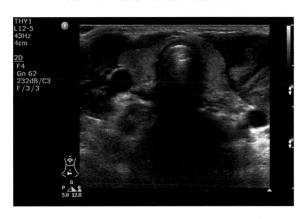

图 4-22　甲状腺二维超声切面。

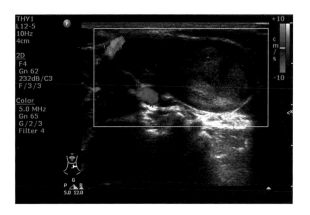

图 4-23　肿物彩色多普勒图像 1。

超声特征:左下颈颈动静脉前方可见一低回声实性肿物,边界清晰,形状规则,挤压甲状腺左叶,内回声不均匀,局部可见极低回声区,大小约为 2.00cm×1.68cm×1.00cm,未见明显血流信号。

病理结果:神经节瘤。

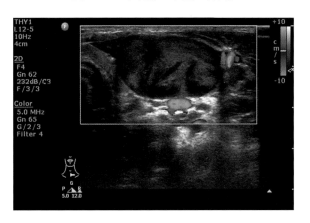

图 4-24　肿物彩色多普勒图像 2。

颈动脉体瘤

病例 9

病史:患者男,55 岁,主诉"查体发现颈部肿物 7 天"。

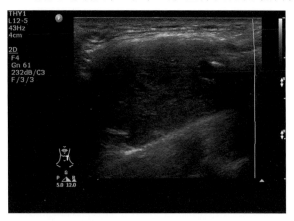

图 4-25 肿物二维超声长轴切面 1。

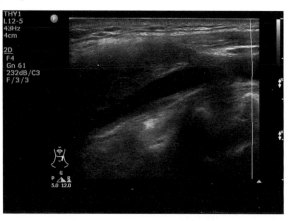

图 4-26 肿物二维超声长轴切面 2。

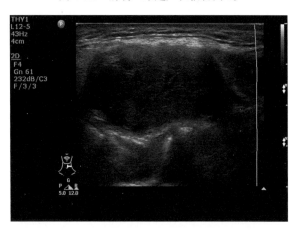

图 4-27 肿物二维超声短轴切面。

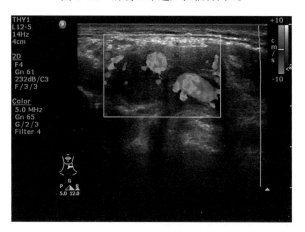

图 4-28 肿物彩色多普勒图像 1。

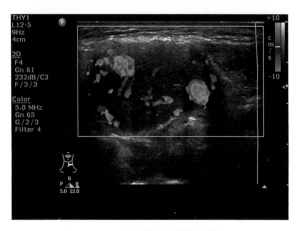

图 4-29 肿物彩色多普勒图像 2。

超声特征:左上颈颈总动脉分叉处可见一低回声实性肿物,边界尚清晰,形态欠规则,肿物包绕颈内及颈外动脉, 大小约为 3.97cm×3.33cm× 2.53cm,内可见少许血流信号。

病理结果:颈动脉体瘤。

脂肪瘤

病例 10

病史：患者男，46 岁，发现颈部肿物半个月，肿物质软，活动度欠佳，压痛阴性，波动感阴性。

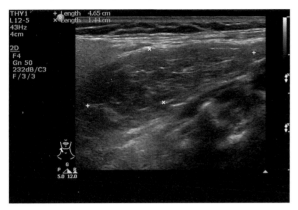

图 4-30　肿物二维超声图像。

超声特征：右中上颈肌间可见等回声肿物，边界清晰，呈椭圆形，回声不均匀，可见多发条索样强回声，大小约为 4.65cm×2.82cm×1.44cm，未见明显血流信号。

病理结果：脂肪瘤。

表皮样囊肿

病例 11

病史：患者男，45 岁，发现颈部皮下肿物半月余，肿物质硬，边界尚清晰，压痛阴性，波动感阴性。

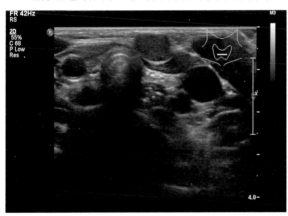

图 4-31　肿物二维超声长轴切面。

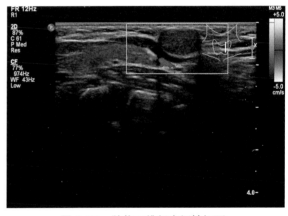

图 4-32　肿物二维超声短轴切面。

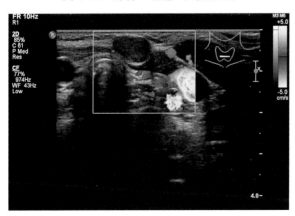

图 4-33　肿物彩色多普勒图像。

超声特征：左中颈皮下软组织内可见一低回声结节，边界清晰，形态规则，回声不均匀，可见密集弱回声，大小约为 1.14cm×0.88cm×0.74cm，未见明显血流信号。

病理结果：表皮样囊肿。

病例 12

病史：患者女，60 岁，发现颈部肿物半年，肿物质地较软，边界尚清晰，压痛阴性，波动感阴性。

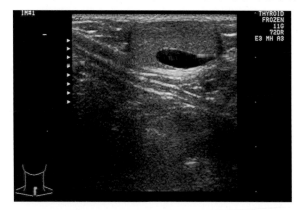

图 4-34 肿物二维超声长轴切面。

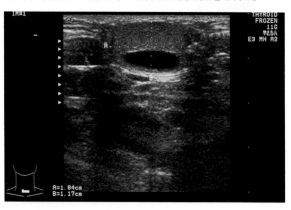

图 4-35 肿物二维超声短轴切面。

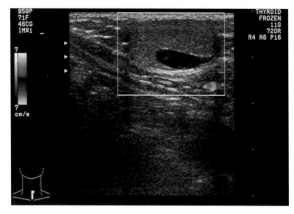

图 4-36 肿物彩色多普勒图像。

超声特征：下颈颈前皮下软组织内可见一低回声结节，边界清晰，形态规则，回声不均匀，可见少许无回声区，大小约为 1.82cm×1.32cm×1.08cm，未见明显血流信号。

病理结果：表皮样囊肿。

淋巴结反应性增生
病例 13

病史：患者女，36 岁，发现颈部肿物 1 周，肿物质韧，活动度尚可，边界尚清晰，压痛阳性，波动感阴性。

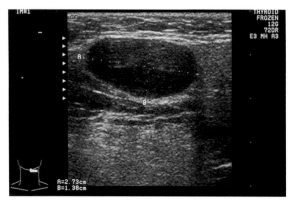

图 4-37 肿物二维超声图像 1。

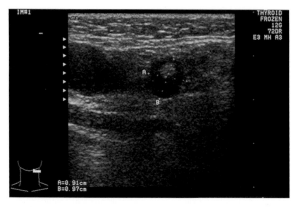

图 4-38 肿物二维超声图像 2。

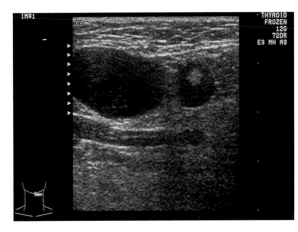

图 4-39 肿物二维超声图像 3。

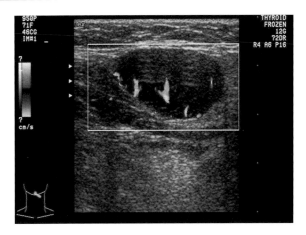

图 4-40 肿物彩色多普勒图像。

超声特征：左颌下可见多发低回声肿大淋巴结,边界清晰,形态饱满,回声尚均匀,部分皮质增厚,最大约为 2.73cm×1.84cm×1.38cm,可见门样血流信号。

病理结果：淋巴结反应性增生。

病例 14

病史：患者女,59 岁,主诉"检查发现颈部肿物 3 天"。

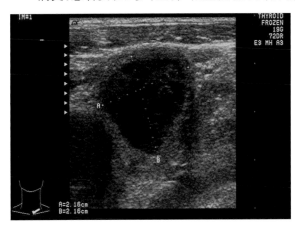

图 4-41 肿物二维超声长轴切面。

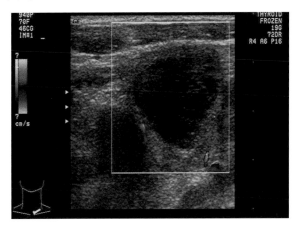

图 4-42 肿物彩色多普勒图像。

超声特征：左锁骨上可见多发低回声肿大淋巴结,边界清晰,形态饱满,回声尚均匀,最大约为 2.16cm×2.12cm×2.16cm,部分可见少许血流信号。

病理结果：淋巴结反应性增生。

坏死性淋巴结炎

病例 15

病史：患者女,53 岁,发现右颌下肿物 3 天,肿物质韧,活动度尚可,边界尚清晰,压痛阳性,波动感阴性。

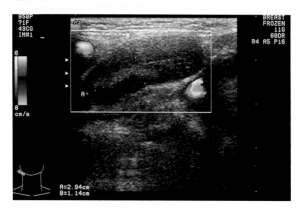 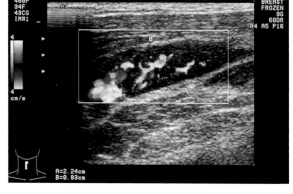

图 4-43　肿物二级超声长轴切面。　　　　　　　　图 4-44　肿物彩色多普勒图像。

超声特征：右上颈及下颈见多发低回声肿物,边界清晰,形状尚规则,回声不均匀,部分内似可见强回声髓质,可见树枝状血流信号,最大约为 2.94cm×1.14cm。

病理结果：坏死性淋巴结炎。

淋巴结核

病例 16

病史：患者女,36 岁,发现颈部肿物伴疼痛 10 天,肿物质地较硬,边界不清晰,活动度差,压痛阳性,波动感阴性。

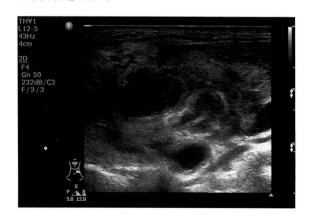 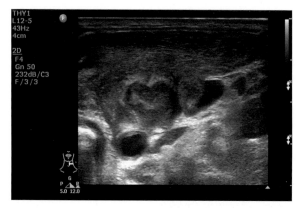

图 4-45　肿物二维超声长轴切面。　　　　　　　　图 4-46　肿物二维超声短轴切面 1。

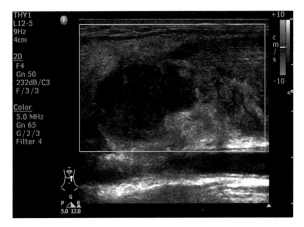

图 4-47　肿物二维超声短轴切面 2。

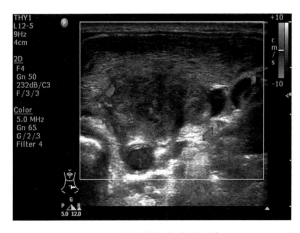

图 4-48　肿物彩色多普勒图像 1。

超声特征：左下颈可见多发低回声肿物，边界不清晰，形态不规则，部分呈融合状，回声不均匀，可见小片状无回声区，与周围组织分界不清，大小约为 2.65cm×1.78cm，可见点状血流信号。

病理结果：淋巴结核。

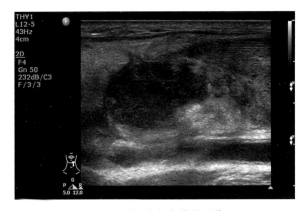

图 4-49　肿物彩色多普勒图像 2。

病例 17

病史：患者女，37 岁，主诉"检查发现颈部肿物 1 个月"。

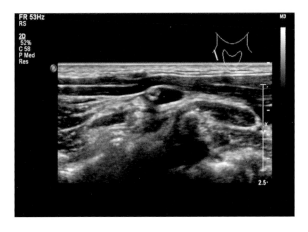

图 4-50　肿物二维超声长轴切面。

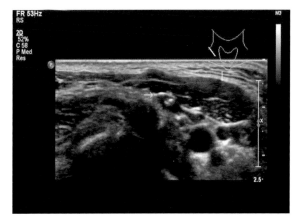

图 4-51　肿物二维超声短轴切面。

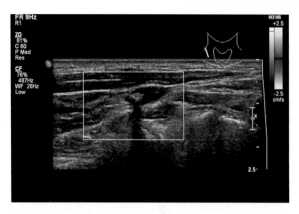

超声特征: 右中下颈可见多发低回声淋巴结, 边界清晰, 回声不均匀, 部分内可见强回声粗大钙化灶, 大小约为 2.65cm×1.78cm, 未见明显血流信号。

病理结果: 淋巴结核。

图 4-52 肿物彩色多普勒图像。

淋巴瘤

病例 18

病史: 患者女, 26 岁, 主诉"发现颈部肿物、发热 2 周"。

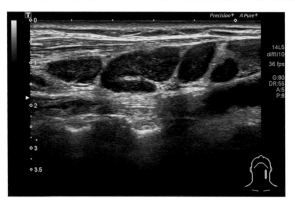

图 4-53 肿物二维超声长轴切面。

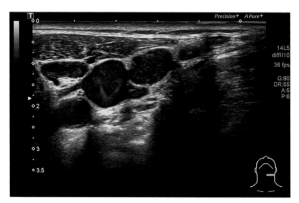

图 4-54 肿物二维超声短轴切面。

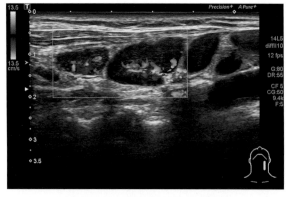

图 4-55 肿物彩色多普勒图像。

超声特征: 左颈部可见多发肿大淋巴结, 边界清晰, 形态饱满, 部分呈融合状, 皮质增厚呈低弱回声, 大小约为 1.89cm×0.90cm, 血流信号较丰富, 呈树枝状。

病理结果: 非霍奇金淋巴瘤。

病例 19

病史:患者男,42岁,主诉"发现颈部肿物2个月"。

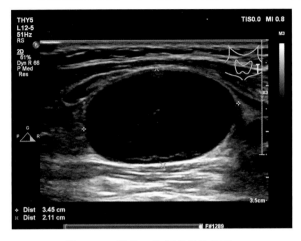

图 4-56 肿物二维超声长轴切面。

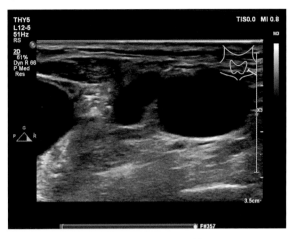

图 4-57 肿物二维超声短轴切面。

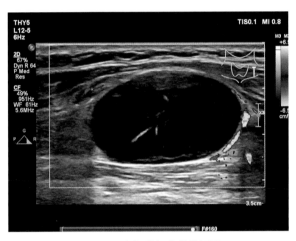

图 4-58 肿物彩色多普勒图像。

超声特征:左颈部可见多发低回声肿大淋巴结,边界清晰,形态饱满,部分呈融合状,大小约为3.45cm×2.11cm,呈树枝状血流信号。

病理结果:非霍奇金淋巴瘤。

恶性外周神经鞘膜瘤

病例 20

病史:患者女,46岁,发现颈前肿物10年,肿物质硬,活动度差,压痛阴性。

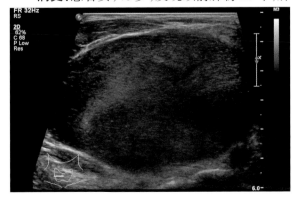

图 4-59 肿物二维超声长轴切面1。

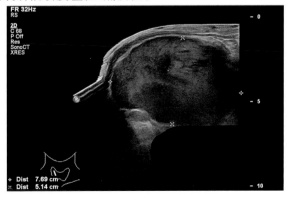

图 4-60 肿物二维超声长轴切面2。

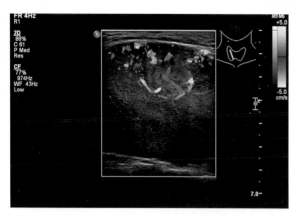

图 4-61　肿物彩色多普勒图像。

超声特征: 右中下颈可见一低回声实性肿物, 边界清晰, 形状规则, 回声不均匀, 该肿物挤压气管向左移位, 将颈内静脉向前上方挤压, 大小约为 7.69cm×8.26cm×5.14cm, 血流信号较丰富。

病理结果: 恶性外周神经鞘膜瘤。

肺癌转移瘤

病例 21

病史: 患者男, 58 岁, 主诉"既往肺癌 2 年, 发现颈部肿物 3 天"。

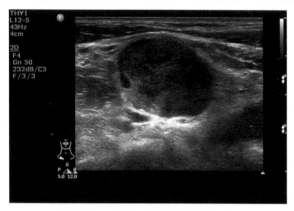

图 4-62　肿物二维超声短轴切面。

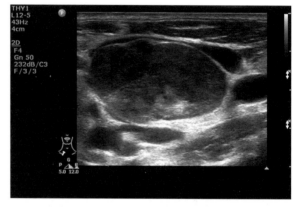

图 4-63　肿物二维超声长轴切面 1。

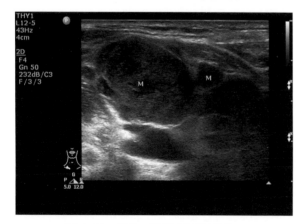

图 4-64　肿物二维超声长轴切面 2。

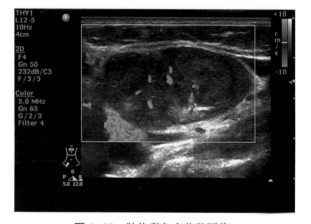

图 4-65　肿物彩色多普勒图像。

超声特征: 右锁上可见多发实性肿物, 边界欠清晰, 形态不规则, 部分呈融合状, 呈低弱回声, 回声不均匀, 大小约为 1.78cm×1.45cm×1.12cm, 血流信号分布杂乱。

病理结果: 小细胞肺癌转移瘤。

甲状腺癌转移瘤

病例 22

病史:患者女,32 岁,主诉"发现甲状腺肿物 1 年"。

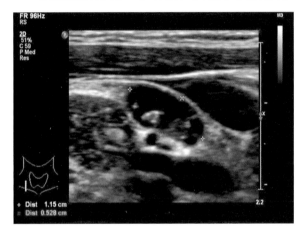

图 4-66 肿物二维超声长轴切面。

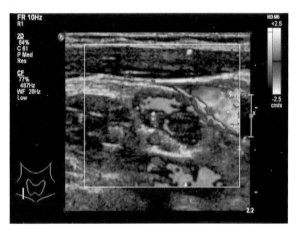

图 4-67 肿物彩色多普勒图像。

超声特征:右下颈(相当于 4 区)颈静脉右下方可见一囊实性肿物,边界清晰,实性成分内可见点状强回声钙化,大小约为 1.15cm×0.53cm,可见稍丰富的血流信号。

病理结果:甲状腺癌转移瘤。

食管癌转移瘤

病例 23

病史:患者男,58 岁,主诉"既往食管癌 1 年,发现颈部肿物 3 天"。

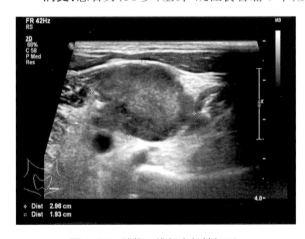

图 4-68 肿物二维超声长轴切面。

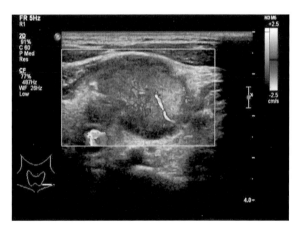

图 4-69 肿物彩色多普勒图像。

超声特征:左锁骨上可见多发实性肿物,边界不清晰,形态不规则,呈低弱回声,回声不均匀,大小约为 3.23cm×2.96cm×1.93cm,血流信号分布杂乱。

病理结果:食管癌转移瘤。

舌鳞癌转移瘤

病例 24

病史:患者女,38 岁,主诉"舌癌 3 年余,颈部肿物 1 周"。

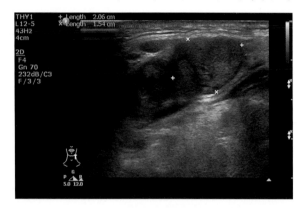

图 4-70 肿物二维超声长轴切面 1。

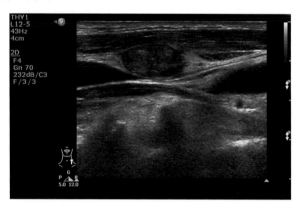

图 4-71 肿物二维超声长轴切面 2。

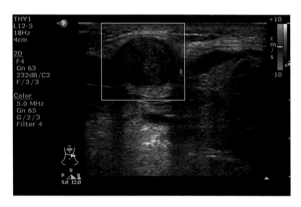

图 4-72 肿物彩色多普勒图像。

超声特征:左颈部可见多发实性肿物,边界尚清晰,形态欠规则,呈低回声,回声不均匀,大小约为 2.06cm×1.54cm,未见明显血流信号。

病理结果:舌鳞癌转移瘤。

第五章
甲状腺肿瘤超声新技术病例

　　近年来超声新技术的迅猛发展带来的技术革新弥补了常规超声在鉴别诊断甲状腺结节方面的不足。超声造影(CEUS)可显示常规超声无法显示的甲状腺及结节内血流灌注情况,并可用于甲状腺结节微创治疗后的疗效评估;剪切波弹性成像可实时定性定量显示结节的软硬度信息,提高甲状腺结节良恶性诊断的准确率;超微血管成像(SMI)技术可检出病灶内的低速微小血管,不仅适用于甲状腺肿瘤,同样在腮腺及颌下腺肿瘤的鉴别诊断中能够提供重要的额外信息。

结节性甲状腺肿
病例 1

病史:患者女,31 岁,主因"发现甲状腺左叶结节"入院。

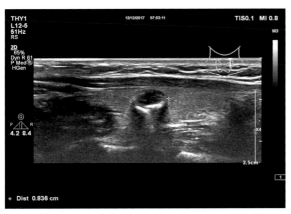

图 5-1　结节二维超声长轴切面。

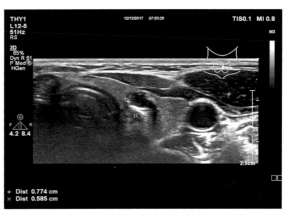

图 5-2　结节二维超声短轴切面。

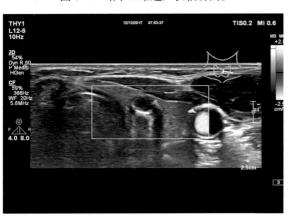

图 5-3　肿物彩色多普勒图像。

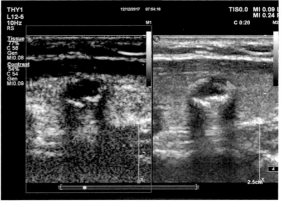

图 5-4　超声造影图像。

超声特征:甲状腺左叶近上极可见一实性低回声结节,边界清晰,形态规则,内回声不均匀,大小约为 0.84cm×0.77cm×0.59cm,内部可见强回声钙化,未见明显血流信号。

超声造影:甲状腺肿物自动脉期 12s,造影剂开始从周边向内部充盈,20s 造影剂充盈达高峰,峰值强度 PI 为 6.36dB,与甲状腺组织(峰值强度 PI 为 10.96dB)相比,肿物始终呈"低增强"。

超声提示:甲状腺左叶结节(4a 类)。

病理结果:结节性甲状腺肿伴纤维化钙化。

病例 2

病史:患者女,47 岁,主因"发现甲状腺右叶结节"入院。

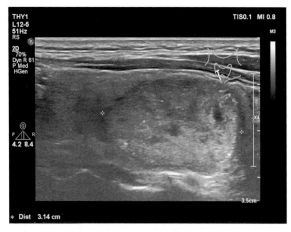

图 5-5　肿物二维超声长轴切面。

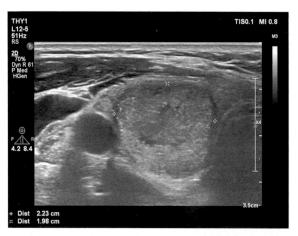

图 5-6　肿物二维超声短轴切面。

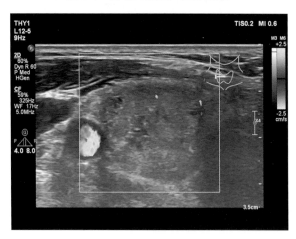

图 5-7　肿物彩色多普勒图像。

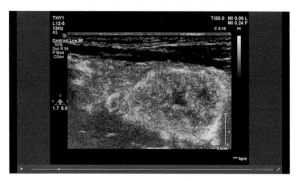

图 5-8　超声造影图像。

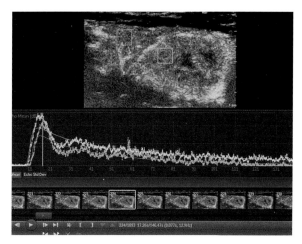

图5-9　超声造影 TCA 分析图像。

超声特征:甲状腺右叶可见一实性中等回声肿物,边界清限,形态规则,内回声不均匀,内可见强回声小钙化及结晶,大小约为 3.14cm×2.23cm×1.98cm,周边少许血流信号。

超声造影:甲状腺肿物自动脉期9s,造影剂开始从周边向内部充盈,13s 造影剂充盈达高峰,峰值强度 PI 为 8.49dB,与甲状腺组织(峰值强度 PI 为 6.77dB)相比,肿物始终呈"高增强"。

超声提示:腺瘤性结节性甲状腺肿可能性大。

病理结果:甲状腺腺瘤样增生结节。

病例 3

病史:患者女,52 岁,主因"发现甲状腺右叶囊性结节"入院。

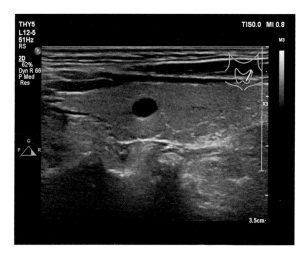

图5-10　结节二维超声长轴切面。

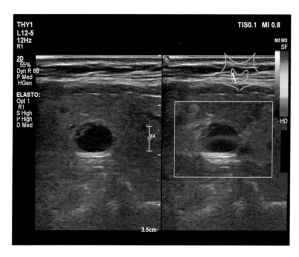

图5-11　结节弹性成像图像。

超声特征:甲状腺右叶内可见一囊性结节,大小约为 0.52cm×0.43cm×0.42cm。

弹性评分:0 分,囊性部分呈 BGR 现象。

超声提示:结节性甲状腺肿。

病理结果:结节性甲状腺肿。

病例 4

病史:患者女,41 岁,主因"发现甲状腺右叶肿物"入院。

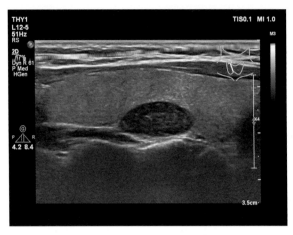

图 5-12 肿物二维超声长轴切面。

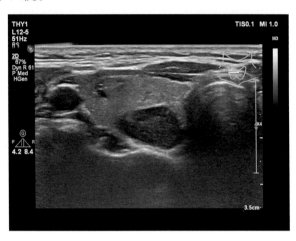

图 5-13 肿物二维超声短轴切面。

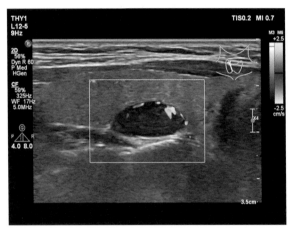

图 5-14 肿物彩色多普勒图像。

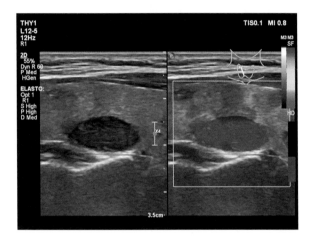

图 5-15 弹性成像图像。

超声特征:甲状腺右叶内可见一实性肿物,边界清晰,形状规则,内部可见网格状回声,大小约为 1.62cm×1.46cm×1.01cm,内部及周边可见条形血流信号。

弹性评分:1 分(病灶区呈均匀的绿色)。

超声提示:结节性甲状腺肿。

病理结果:结节性甲状腺肿。

病例5

病史:患者男,47岁,主因"发现甲状腺左叶肿物"入院。

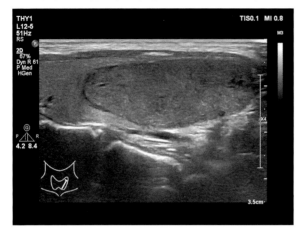

图5-16　肿物二维超声长轴切面。

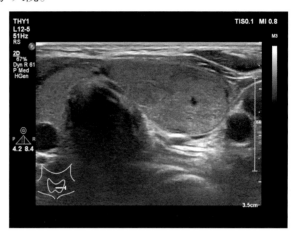

图5-17　肿物二维超声短轴切面。

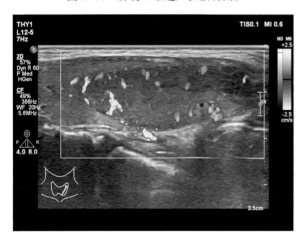

图5-18　肿物彩色多普勒图像。

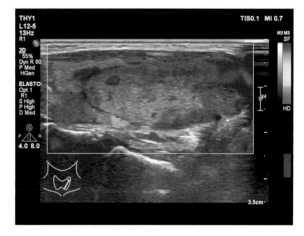

图5-19　弹性成像图像。

　　超声特征:甲状腺左叶内可见一实性肿物,呈低回声,边界清晰,形状规则,回声不均匀,大小约为3.96cm×2.57cm×1.68cm,内部及周边可见丰富的血流信号。

　　弹性评分:2分(病灶区以蓝色及绿色为主)。

　　超声提示:结节性甲状腺肿。

　　病理结果:结节性甲状腺肿。

病例 6

病史: 患者女,55 岁,主因"检查发现甲状腺肿物半年"入院。

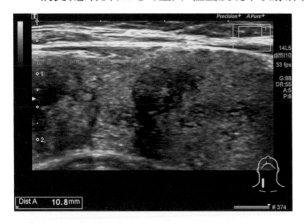

图 5-20　肿物二维超声长轴切面。

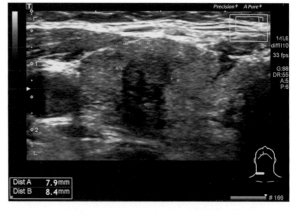

图 5-21　肿物二维超声短轴切面。

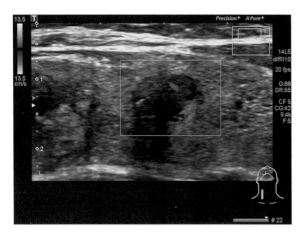

图 5-22　肿物彩色多普勒图像。

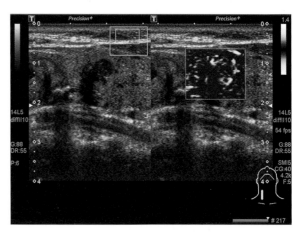

图 5-23　肿物 SMI 图像。

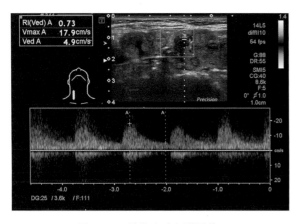

图 5-24　肿物血流频谱图像。

超声特征: 甲状腺右叶内可见一低回声实性肿物,边界欠清晰,形态不规则,内回声不均匀,纵横比>1,可见强回声小钙化,大小约为 1.08cm× 0.79cm×0.84cm,可见点条状血流信号。

病理结果: 结节性甲状腺肿伴纤维化及钙化。

甲状腺乳头状癌

病例 7

病史：患者女，32 岁，主因"发现甲状腺右叶实性结节"入院。

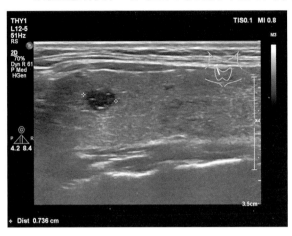

图 5-25　肿物二维超声长轴切面。

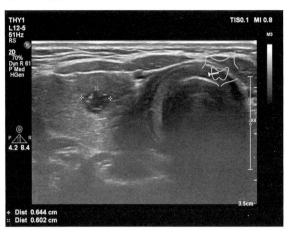

图 5-26　肿物二维超声短轴切面。

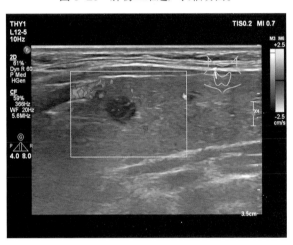

图 5-27　肿物彩色多普勒图像。

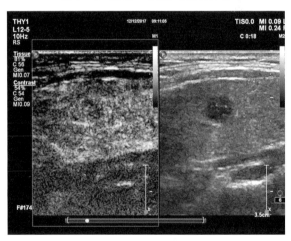

图 5-28　超声造影图像。

超声特征：甲状腺右叶可见一实性低回声结节，边界不清晰，可见多发小钙化，大小约为 0.74cm×0.64cm×0.60cm，未见血流信号。

超声造影：于动脉期 8s，造影剂开始从肿物周边向内部充盈，11s 达峰，峰值强度 PI 为 10.72dB，与甲状腺组织（峰值强度 PI 为 11.86dB）相比，肿物始终呈"低增强"。

超声提示：甲状腺右叶结节（4a 类）。

病理结果：甲状腺乳头状癌。

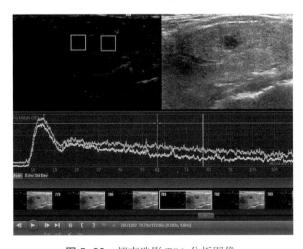

图 5-29　超声造影 TCA 分析图像。

病例 8

病史:患者女,32 岁,主因"发现甲状腺右叶肿物"入院。

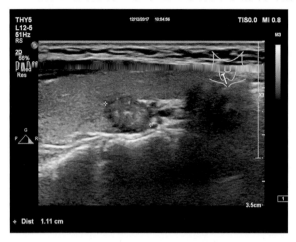

图 5-30 肿物二维超声长轴切面。

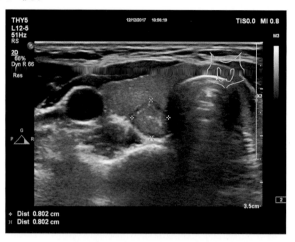

图 5-31 肿物二维超声短轴切面。

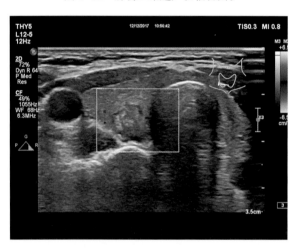

图 5-32 肿物彩色多普勒图像。

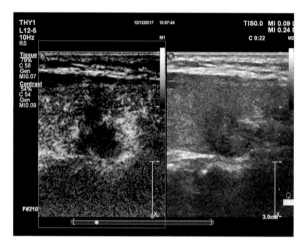

图 5-33 超声造影图像。

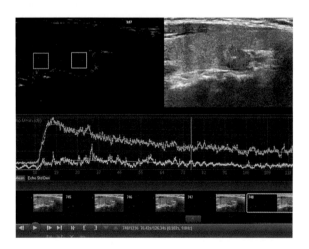

图 5-34 超声造影 TCA 分析图像。

超声特征:甲状腺右叶可见一实性低回声结节,边界不清晰,内回声不均匀,内可见小钙化,大小约为 1.11cm×0.80cm×0.80cm,未见明显血流信号。

超声造影:甲状腺肿物自动脉期 10s,造影剂开始从周边向内部充盈,17s 造影剂充盈达高峰,峰值强度PI 为 3.17dB,与甲状腺组织(峰值强度 PI 为 11.21dB)相比,肿物始终呈"低增强"。

超声提示:甲状腺右叶结节(4a 类)。

病理结果:甲状腺乳头状癌。

病例9

病史：患者女，30岁，主因"发现甲状腺右叶实性肿物"入院。

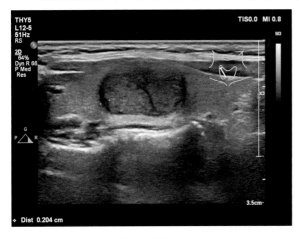

图5-35　肿物二维超声长轴切面。

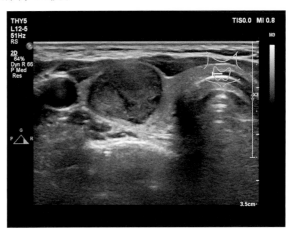

图5-36　肿物二维超声短轴切面。

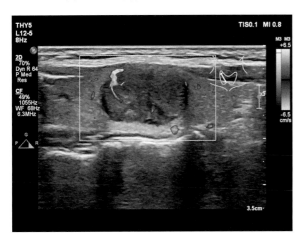

图5-37　肿物彩色多普勒图像。

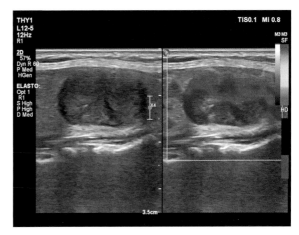

图5-38　弹性成像图像。

超声特征：甲状腺右叶内可见一实性肿物，呈低回声，边界不清晰，回声不均匀，周边可见低回声晕，厚薄不一，大小约为1.92cm×1.71cm×1.26cm，内部及周边可见条形血流信号。

弹性评分：3分，结节以红色为主（结节50%以上、90%以下显示为红色）。

超声提示：甲状腺右叶实性肿物（4a类）。

病理结果：甲状腺乳头状癌。

病例 10

病史:患者男,60岁,主因"发现甲状腺右叶结节"入院。

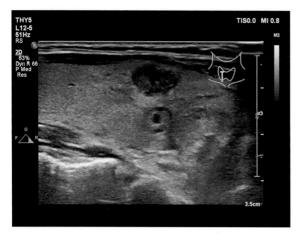

图 5-39 结节二维超声长轴切面。

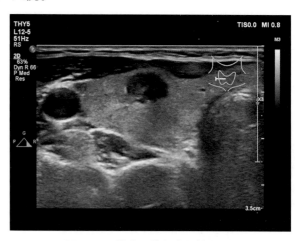

图 5-40 结节二维超声短轴切面。

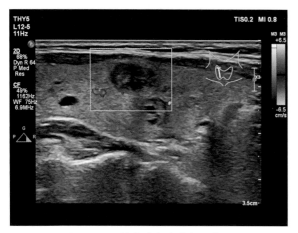

图 5-41 结节彩色多普勒图像。

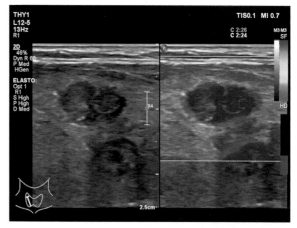

图 5-42 弹性成像图像。

超声特征:甲状腺右叶近下极、浅层、中间可见一实性低回声结节,边界不清晰,回声不均匀,可见小钙化,大小约为 1.02cm×0.94cm×0.71cm,未见明显血流信号。

弹性评分:4 分(弹性成像结节面积略大于二维超声结节面积)。

超声提示:甲状腺右叶结节(4a 类)。

病理结果:甲状腺乳头状癌。

病例 11

病史：患者女，42岁，主因"发现甲状腺肿物3个月"入院。

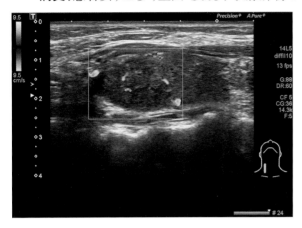

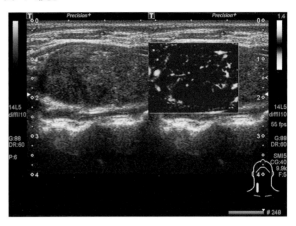

图 5-43　肿物彩色多普勒图像。　　　　　　　图 5-44　肿物 SMI 图像 14

超声特征：甲状腺右叶上极、外侧可见一实性肿物，边界不清晰，形态不规则，纵横比＞1，呈低回声，内回声不均匀，可见强回声小钙化，大小约为 1.52cm×1.17cm×1.08cm，内部及周边可见点条状血流信号。

病理结果：甲状腺乳头状癌。

病例 12

病史：患者女，32岁，主因"发现甲状腺肿物3天"入院。

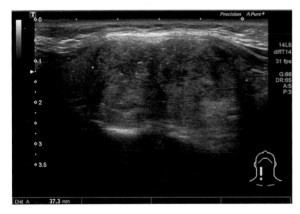

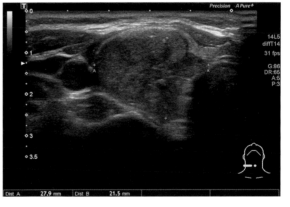

图 5-45　肿物二维超声长轴切面。　　　　　　图 5-46　肿物二维超声短轴切面。

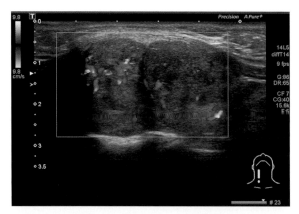

图 5-47　肿物彩色多普勒图像。

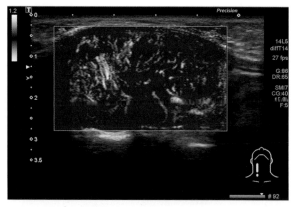

图 5-48　肿物 SMI 图像。

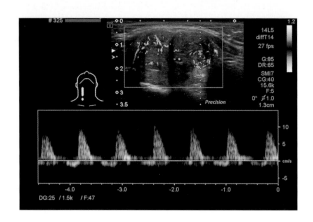

图 5-49　肿物血流频谱图像。

超声特征：甲状腺右叶增大，内可见一实性肿物，边界不清晰，形态不规则，呈融合状，呈低回声，内回声不均匀，可见强回声小钙化，大小约为 3.73cm×2.79cm×2.15cm，内可见较丰富的血流信号，分布杂乱。

病理结果：甲状腺乳头状癌。

病例 13

病史：患者女，48 岁，主因"发现甲状腺肿物 1 个月"入院。

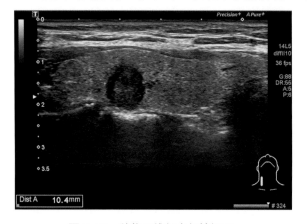

图 5-50　肿物二维超声长轴切面。

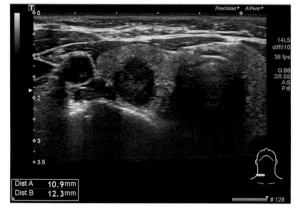

图 5-51　肿物二维超声短轴切面。

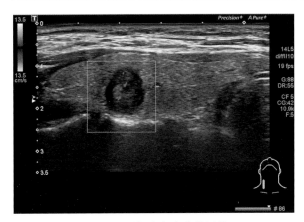

图 5-52 肿物彩色多普勒图像。

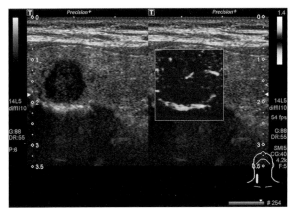

图 5-53 肿物 SMI 图像。

超声特征:甲状腺右叶中上可见一实性肿物,边界不清晰,形态不规则,纵横比>1,呈极低回声,内回声不均匀,大小约为 1.04cm×1.09cm×1.23cm,内部可见点条状血流信号。

病理结果:甲状腺乳头状癌。

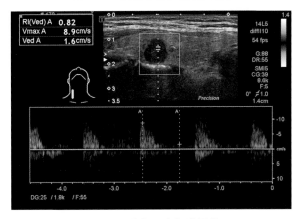

图 5-54 肿物血流频谱图像。

病例 14

病史:患者女,41 岁,主因"发现甲状腺肿物 10 天"入院。

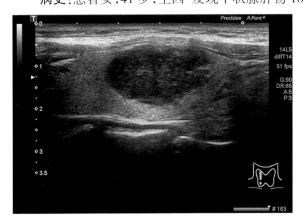

图 5-55 肿物二维超声长轴切面。

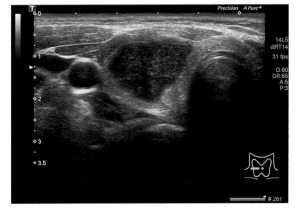

图 5-56 肿物二维超声短轴切面。

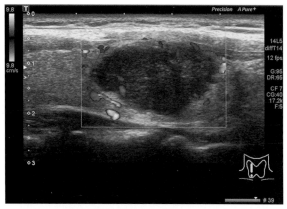

图 5-57 肿物彩色多普勒图像。

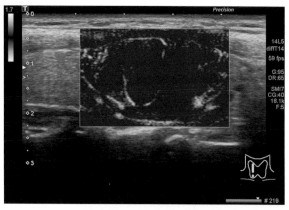

图 5-58 肿物 SMI 图像。

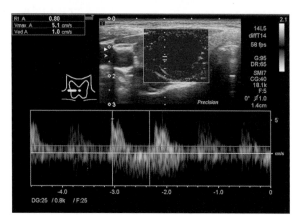

图 5-59 肿物血流频谱图像。

超声特征：甲状腺右叶中下部可见一实性肿物,边界不清晰,形态不规则,呈低回声,内回声不均匀,可见多发强回声小钙化,大小约为 2.21cm×1.82cm×1.19cm,内部及周边可见点条状血流信号。

病理结果：甲状腺乳头状癌。

病例 15

病史：患者女,34 岁,主因"发现甲状腺肿物 6 天"入院。

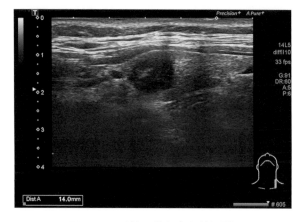

图 5-60 肿物二维超声长轴切面。

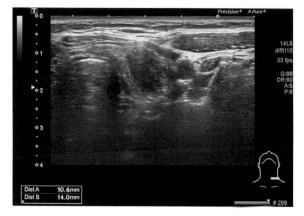

图 5-61 肿物二维超声短轴切面。

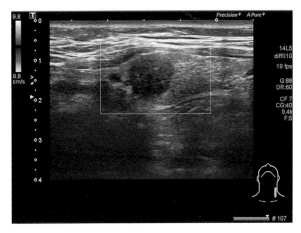

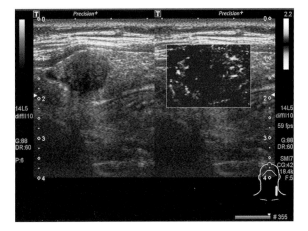

图 5-62　肿物彩色多普勒图像。　　　　　　　　图 5-63　肿物 SMI 图像。

超声特征：甲状腺左叶上极可见一实性肿物,边界不清晰,形态不规则,纵横比＞1,呈极低回声,内回声不均匀,大小约为 1.40cm×1.06cm×1.40cm,内可见点状血流信号。

病理结果：甲状腺乳头状癌。

病例 16

病史：患者女,64 岁,主因"发现甲状腺肿物 3 个月"入院。

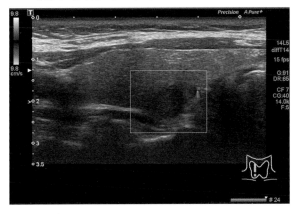

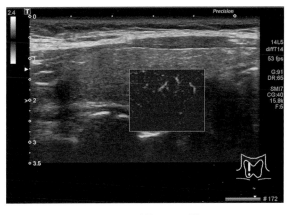

图 5-64　肿物彩色多普勒图像。　　　　　　　　图 5-65　肿物 SMI 图像。

超声特征：甲状腺右叶中部可见一实性肿物,边界欠清晰,形态不规则,纵横比＞1,呈极低回声,内回声不均匀,大小约为 0.63cm×0.65cm×0.74cm,未见明显血流信号。

病理结果：甲状腺微小乳头状癌。

甲状腺乳头状癌射频消融术后

病例 17

病史：患者女，40岁，主因"发现甲状腺乳头状癌射频消融术后"入院。

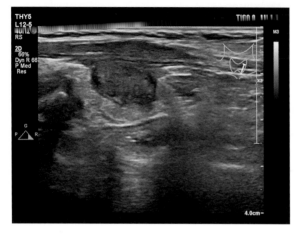

图 5-66　结节二维超声长轴切面。

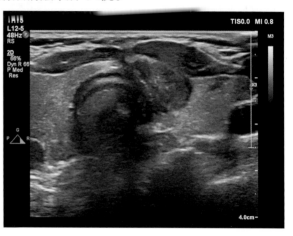

图 5-67　结节二维超声短轴切面。

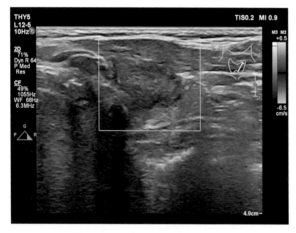

图 5-68　结节彩色多普勒图像。

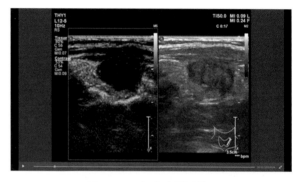

图 5-69　超声造影图像。

超声特征：甲状腺左叶下极至峡叶左侧可见一实性肿物，大小约为 1.23cm×1.36cm×1.08cm。

超声造影：肘静脉注射六氟化硫微泡造影剂 2.4mL。甲状腺左叶肿物，观察期间低回声区内偶见星点样造影剂显影，与周围甲状腺组织相比始终呈"无增强"。

超声提示：甲状腺乳头状癌射频消融术后。

病理结果：甲状腺乳头状癌射频消融术后。

桥本甲状腺炎

病例 18

病史:患者女,33 岁,主因"发现甲状腺肿物 1 周"入院。

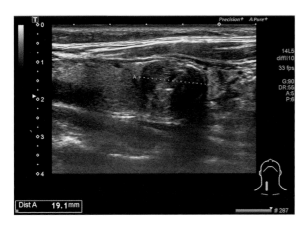

图 5-70　肿物二维超声长轴切面。

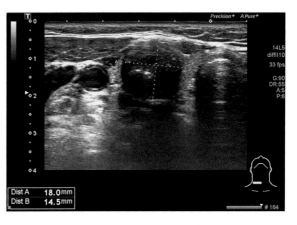

图 5-71　肿物二维超声短轴切面。

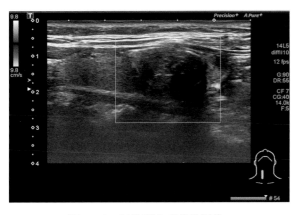

图 5-72　肿物彩色多普勒图像。

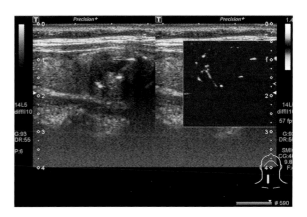

图 5-73　肿物 SMI 图像。

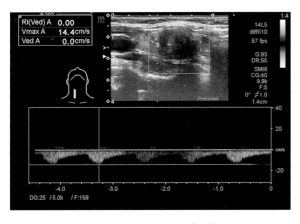

图 5-74　肿物血流频谱图像。

超声特征:甲状腺右叶下极可见一实性肿物,边界清晰,形态规则,呈低回声,内回声不均匀,大小约为 1.91cm×1.80cm×1.45cm,内可见粗大钙化,周边可见血流信号。

病理结果:(右叶)桥本甲状腺炎伴纤维化、钙化结节,局灶呈亚急性甲状腺炎改变。

腮腺多形性腺瘤

病例 19

病史:患者女,46 岁,主因"发现右腮腺肿物半年"入院。

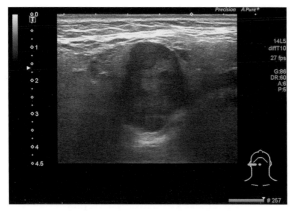

图 5-75 肿物二维超声长轴切面。

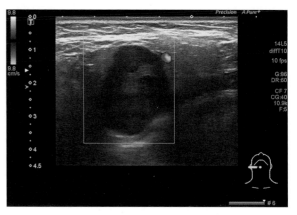

图 5-76 肿物彩色多普勒图像。

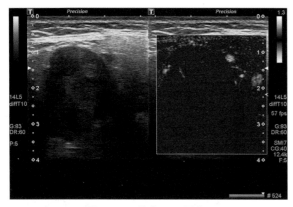

图 5-77 肿物 SMI 图像。

超声特征:右腮腺增大,内可见一低回声实性肿物,边界清晰,形状规则,回声不均匀,大小约为 1.48cm×1.53cm×1.99cm,可见点条状血流信号。

病理结果:右腮腺多形性腺瘤。

病例 20

病史:患者男,61 岁,主因"发现右腮腺肿物 2 周"入院。

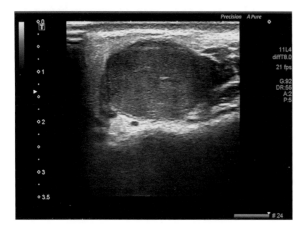

图 5-78 肿物二维超声长轴切面。

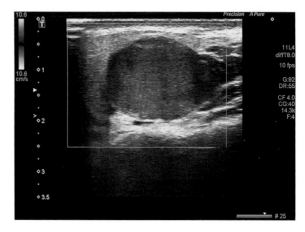

图 5-79 肿物彩色多普勒图像。

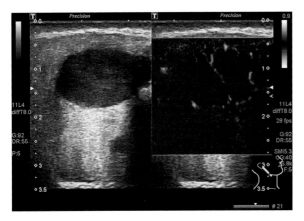

图 5-80 肿物 SMI 图像。

超声特征：右腮腺增大，内可见一低回声实性肿物，边界清晰，形状规则，回声不均匀，大小约为 2.51cm×2.46cm×1.52cm，可见点条状血流信号。

病理结果：右腮腺多形性腺瘤。

病例 21

病史：患者男，37 岁，主因"发现左颈肿物 5 天"入院。

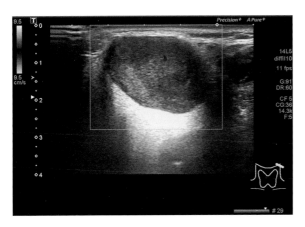

图 5-81 肿物彩色多普勒图像。

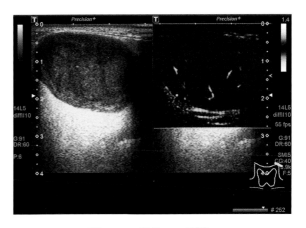

图 5-82 肿物 SMI 图像。

超声特征：左腮腺增大，内可见一低回声实性肿物，边界清晰，形状规则，回声不均匀，可见小液性区，大小约为 2.38cm×2.27cm×1.62cm，可见点条状血流信号。

病理结果：左腮腺多形性腺瘤。

病例 22

病史:患者女,61 岁,主因"发现左腮腺肿物 3 天"入院。

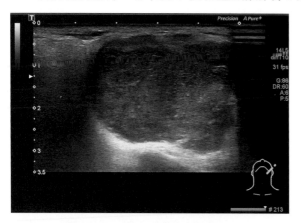

图 5-83 肿物二维超声长轴切面。

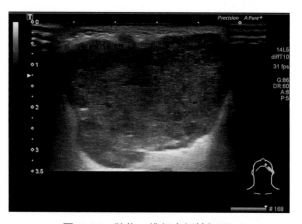

图 5-84 肿物二维超声短轴切面。

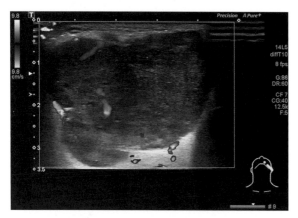

图 5-85 肿物彩色多普勒图像。

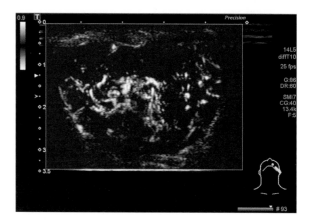

图 5-86 肿物 SMI 图像。

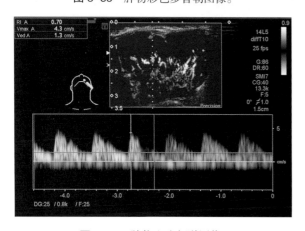

图 5-87 肿物血流频谱图像。

超声特征:左腮腺增大,内可见一低回声实性肿物,边界清晰,呈浅分叶,回声不均匀,大小约为 3.28cm×3.73cm×2.90cm,血流信号丰富。

病理结果:左腮腺多形性腺瘤。

颌下腺多形性腺瘤

病例 23

病史:患者男,44岁,主因"发现左颈肿物1周"入院。

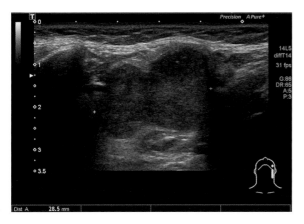

图 5-88 肿物二维超声长轴切面。

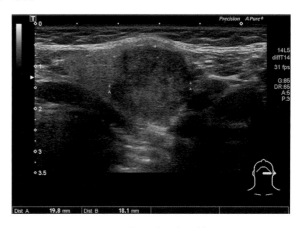

图 5-89 肿物二维超声短轴切面。

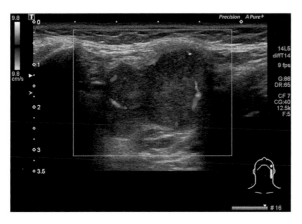

图 5-90 肿物彩色多普勒图像。

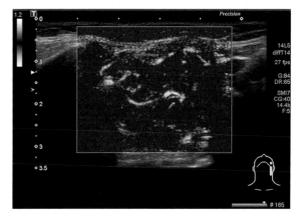

图 5-91 肿物 SMI 图像。

超声特征:左颌下腺内可见一低回声实性肿物,边界清晰,形状不规则,回声不均匀,大小约为 2.85cm×1.98cm×1.81cm,内部可见点条状血流信号。

病理结果:左颌下腺多形性腺瘤。

病例 24

病史：患者女，36 岁，主因"发现右颈肿物 2 个月"入院。

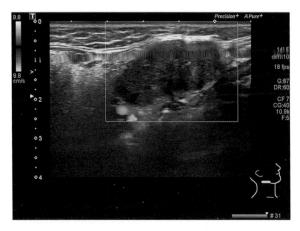

图 5-92 肿物彩色多普勒图像。

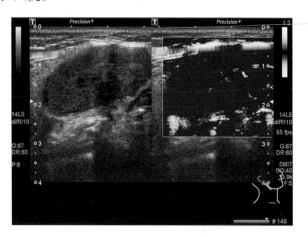

图 5-93 肿物 SMI 图像。

超声特征：右颌下腺内可见一低回声实性肿物，边界清晰，形状规则，回声不均匀，大小约为 2.80cm×2.78cm×1.27cm，内部可见少许点条状血流信号。

病理结果：右颌下腺多形性腺瘤。

病例 25

病史：患者女，40 岁，主因"发现左颈肿物 3 个月"入院。

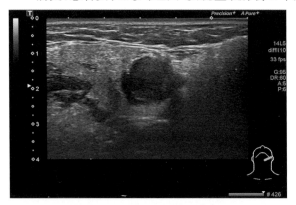

图 5-94 肿物二维超声长轴切面。

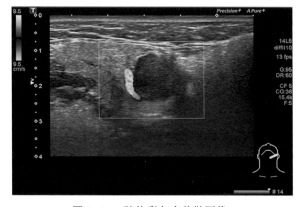

图 5-95 肿物彩色多普勒图像。

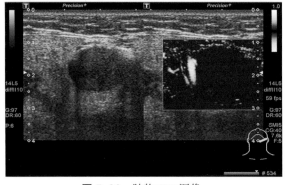

图 5-96 肿物 SMI 图像。

超声特征：左颌下腺内可见一低回声实性肿物，边界清晰，形状规则，回声不均匀，大小约为 1.26cm×1.18cm×1.18cm，周边可见条形血流信号。

病理结果：左颌下腺多形性腺瘤。

腮腺腺淋巴瘤

病例 26

病史：患者男，46 岁，主因"发现左腮腺肿物 1 个月"入院。

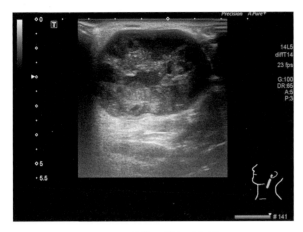

图 5-97　肿物二维超声图像。

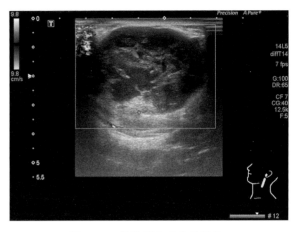

图 5-98　肿物彩色多普勒图像。

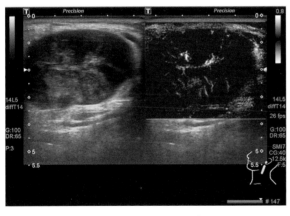

图 5-99　肿物 SMI 图像。

超声特征：左腮腺内可见一低回声实性肿物，边界清晰，形状规则，回声不均匀，内呈网格状改变，大小约为 4.24cm×4.37cm×2.78cm，内部可见条形血流信号。

病理结果：左腮腺腺淋巴瘤。

病例 27

病史：患者男，46 岁，主因"发现左腮腺肿物半个月"入院。

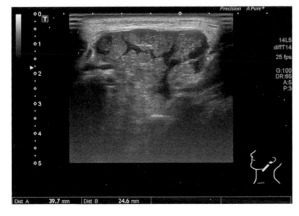

图 5-100　肿物二维超声长轴切面。

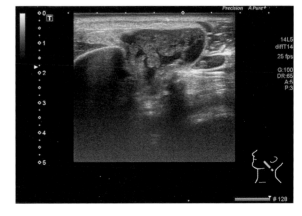

图 5-101　肿物二维超声短轴切面。

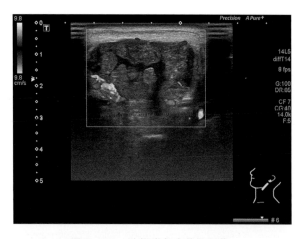

图 5-102 肿物彩色多普勒图像。

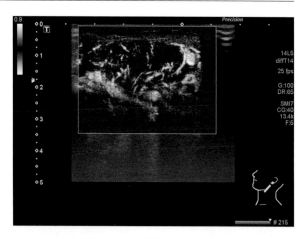

图 5-103 肿物 SMI 图像。

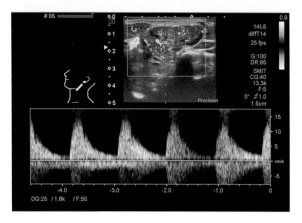

图 5-104 肿物血流频谱图像。

超声特征: 左腮腺内可见一低回声实性肿物,边界清晰,形状不规则,回声不均匀,内呈裂隙样改变,大小约为 3.97cm×3.24cm×2.24cm,可见较丰富的血流信号。

病理结果: 左腮腺腺淋巴瘤。

病例 28

病史: 患者男,44 岁,主因"发现左腮腺肿物 1 个月入院"。

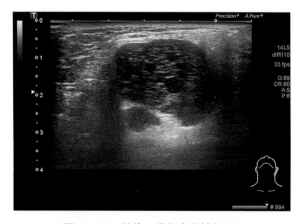

图 5-105 肿物二维超声长轴切面。

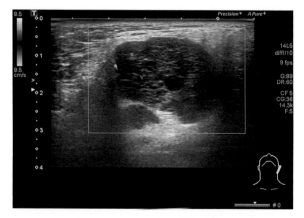

图 5-106 肿物彩色多普勒图像。

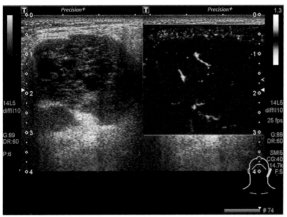

图 5-107　肿物 SMI 图像。

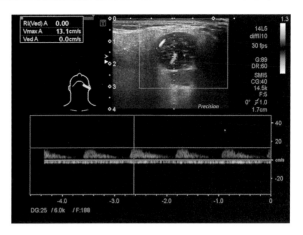

图 5-108　肿物血流频谱图像。

超声特征:左腮腺内可见一低回声实性肿物,边界清晰,形状不规则,回声不均匀,内可见细小无回声区,呈网格状改变,大小约为 2.72cm×2.67cm×2.08cm,内部可见点条状血流信号。

病理结果:左腮腺腺淋巴瘤。

病例 29

病史:患者男,56 岁,主因"发现左腮腺肿物 2 个月"入院。

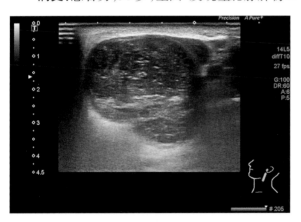

图 5-109　肿物二维超声长轴切面。

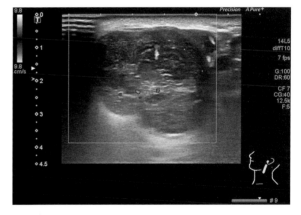

图 5-110　肿物彩色多普勒图像。

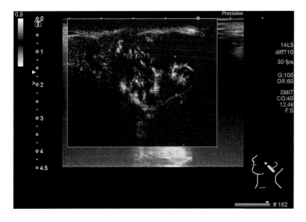

图 5-111　肿物 SMI 图像。

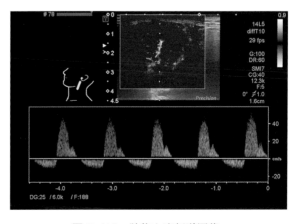

图 5-112　肿物血流频谱图像。

超声特征:左腮腺内可见一低回声实性肿物,边界清晰,形状规则,回声不均匀,大小约为 3.13cm×3.39cm×3.38cm,内可见细小无回声区,呈网格状改变,可见点条状血流信号。

病理结果:左腮腺腺淋巴瘤。

病例 30

病史:患者男,61 岁,主因"发现左腮腺肿物 4 个月"入院。

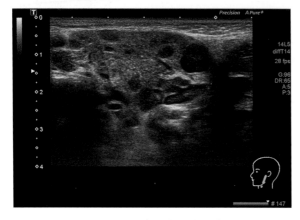

图 5-113 肿物二维超声图像。

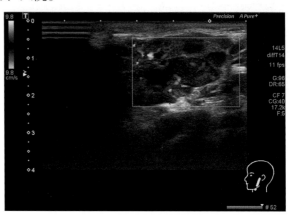

图 5-114 肿物彩色多普勒图像。

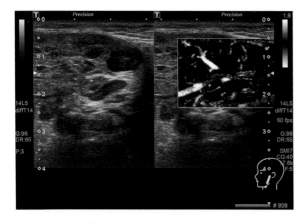

图 5-115 肿物 SMI 图像。

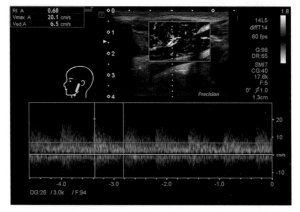

图 5-116 肿物血流频谱图像。

超声特征:左腮腺饱满,内可见多发低回声区,边界尚清晰,形状欠规则,回声不均匀,内部血流信号丰富。

病理结果:左腮腺 B 细胞淋巴瘤。

病例 31

病史：患者男，55 岁，主因"发现左腮腺肿物 2 个月"入院。

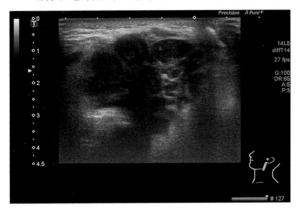

图 5-117　肿物二维超声图像。

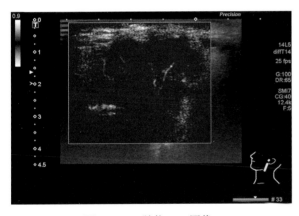

图 5-118　肿物彩色多普勒图像。

超声特征：左腮腺饱满，内可见低回声实性肿物，边界欠清晰，形状不规则，回声不均匀，大小约为 3.73cm×3.48cm×3.02cm，内可见点条状血流信号。

病理结果：左腮腺 T 细胞淋巴瘤。

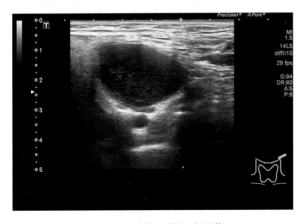

图 5-119　肿物 SMI 图像。

颌下腺淋巴瘤

病例 32

病史：患者男，63 岁，主诉"左颌下肿大 1 个月"。

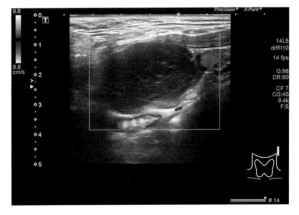

图 5-120　肿物二维超声图像。

图 5-121　肿物彩色多普勒图像。

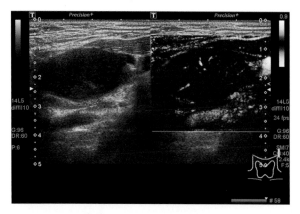

图 5-122 肿物 SMI 图像。

超声特征:左颌下腺增大,内可见一低回声实性肿物,边界尚清晰,形状规则,回声不均匀,大小约为 3.55cm×3.02cm×2.05cm,内可见树枝状血流信号。

病理结果:左颌下腺非霍奇金淋巴瘤。

腮腺淋巴上皮囊肿

病例 33

病史:患者女,65 岁,主因"发现右腮腺肿物 7 天"入院。

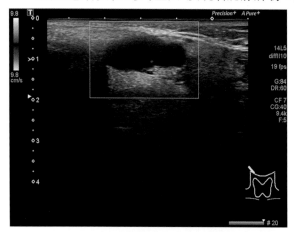

图 5-123 肿物彩色多普勒图像。

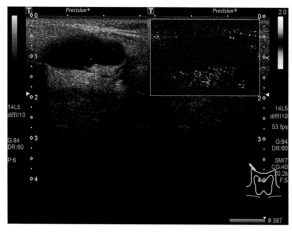

图 5-124 肿物 SMI 图像 1。

超声特征:右腮腺增大,内可见一无回声肿物,边界清晰,形状规则,大小约为2.02cm×0.49cm×0.81cm,未见明显血流信号。

病理结果:右腮腺淋巴上皮囊肿。

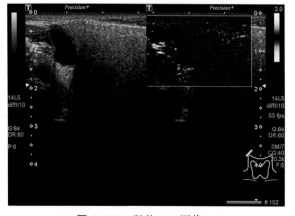

图 5-125 肿物 SMI 图像 2。

颌下腺基底细胞腺瘤

病例 34

病史:患者男,63 岁,主因"发现右颌下肿物 1 个月"入院。

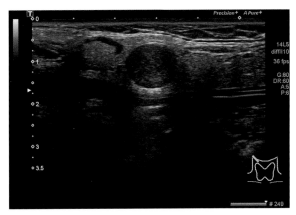

图 5-126　肿物二维超声图像。

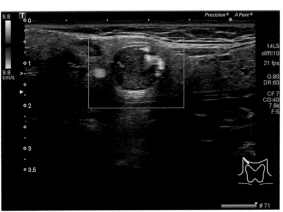

图 5-127　肿物彩色多普勒图像。

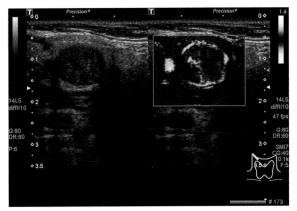

图 5-128　肿物 SMI 图像。

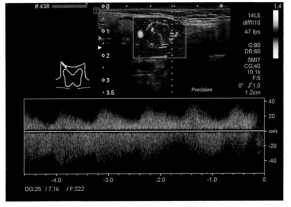

图 5-129　肿物血流频谱图像。

超声特征:右颌下腺增大,内可见一低回声实性肿物,边界尚清晰,形状规则,回声不均匀,大小约为 1.22cm×1.02cm×1.02cm,以周边血流信号为主。

病理结果:右颌下腺基底细胞腺瘤。

腮腺基底细胞腺瘤

病例 35

病史:患者男,66 岁,主因"发现右腮腺肿物 1 个月"入院。

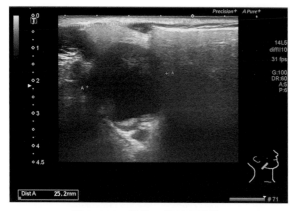

图 5-130　肿物二维超声图像。

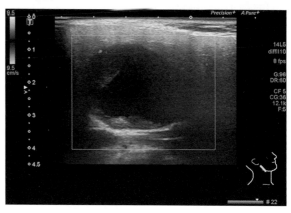

图 5-131　肿物彩色多普勒图像。

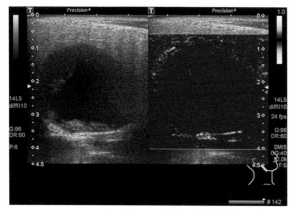

图 5-132　肿物 SMI 图像。

超声特征:右腮腺增大,内可见一低回声肿物,边界尚清晰,形状规则,回声不均匀,内可见不规则无回声区,大小约为 3.45cm×2.52cm×2.78cm,未见明显血流信号。

病理结果:右腮腺基底细胞腺瘤。

腮腺导管内乳头状瘤

病例 36

病史:患者男,67 岁,主因"发现左腮腺肿物 1 年"入院。

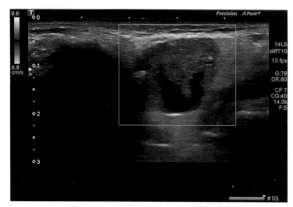

图 5-133　肿物彩色多普勒图像。

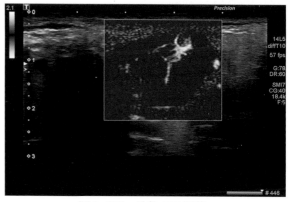

图 5-134　肿物 SMI 图像。

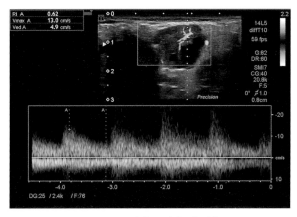

图 5-135　肿物血流频谱图像。

超声特征:左腮腺增大,内可见一低回声肿物,形状不规则,回声不均匀,内可见液性区,大小约为 1.74cm×1.43cm×1.39cm,内部可见条形血流信号。

病理结果:左腮腺导管内乳头状瘤。

腮腺黏液表皮样癌

病例 37

病史:患者女,62 岁,主因"发现左腮腺肿物 3 个月"入院。

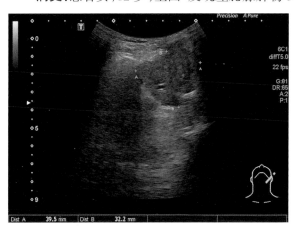

图 5-136　肿物二维超声图像。

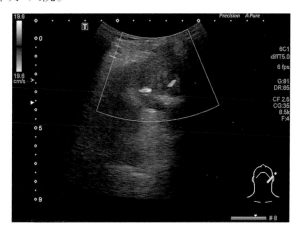

图 5-137　肿物彩色多普勒图像。

超声特征:左腮腺深层可见一低回声实性肿物,边界不清晰,形状不规则,回声不均匀,与下颌骨分界不清,包绕颈外动脉,大小约为 3.95cm×3.28cm×3.22cm,内可见较丰富的血流信号。

病理结果:左腮腺黏液表皮样癌。

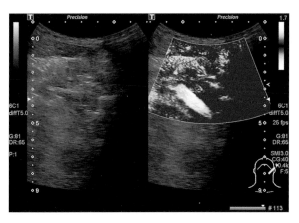

图 5-138　肿物 SMI 图像。

小　结

超声造影技术

　　将具有增强背向散射作用的微泡造影剂通过肘静脉团注,对微血流灌注情况进行显像,进而使肿瘤检出率明显提高。甲状腺良性病灶超声造影特点有环状高增强和快进慢出的特点。环状增强诊断特异性高于其他声像图特征,病理学上具有的环状血管网、富血管包膜和受压实质富血供是形成这一造影特征的基础。而甲状腺癌超声造影有向心性不均匀、低增强和慢进早退现象,可伴充盈缺损、边界不清晰和形态不规则等特点。恶性病灶声像图最常见的表现为伴或不伴充盈缺损的不均匀增强,其诊断甲状腺癌的准确率可达 90.0%。组织病理学上甲状腺肿瘤新生血管分布不均匀、容易坏死、低功效性和易存有癌栓等特点是其根本原因。有研究表明,甲状腺病灶的超声造影特征与其大小有关,超声造影对甲状腺微小癌的诊断价值有限。

超声弹性成像技术

　　弹性成像的基本原理是对组织施加一个内部(包括自身的)或外部的动态或者静态(准静态)的激励,在弹性力学、生物力学等物理规律作用下,组织将产生一个回应,如位移、应变、速度,它们的分布产生一定的差异。弹性模量较大即较硬的组织应变较小(或者振动的幅度较小或速度较大),从而对组织硬度实现间接反应。定量方法包括应变率比值法、弹性评分法两种形式。对于甲状腺癌病理特点进行分析,由于沙砾体和纤维血管束均居较高水平,故其组织呈较硬显示;而甲状腺良性结节主要为较软的成分,如胶质和滤泡等,组织硬度较低,因而超声弹性成像通过对此种特征进行对比,可有效用于甲状腺良恶性病灶的鉴别。

超微血管成像技术

　　超微血管成像技术(SMI)是一种新型血管成像模式,是将低速血流信号在混杂的信号中提取出来,显示容易被忽视的微小血流。SMI 分为彩色形式(cSMI)和灰阶形式(mSMI),mSMI 对血流的敏感性更高。有研究发现,SMI 在判断甲状腺结节良恶性中的敏感性、特异性、准确性上均高于彩色多普勒,中央型血流信号常出现于恶性结节中。由于无创、简便即可检测到管径更小、流速更低的血流信号,现已不断应用于临床诊断中。

第六章
甲状腺肿瘤超声介入病例

甲状腺介入性超声主要包括介入性超声诊断和微创治疗两个方面。介入性超声诊断是指在超声引导下经皮穿刺获得组织学或细胞学标本,从而获得病理学诊断的技术。超声引导下甲状腺结节穿刺活检可进一步提高取材成功率和诊断准确率,有助于减少不必要的甲状腺手术,并能够帮助确定恰当的手术治疗方案。介入性超声治疗主要涉及甲状腺良恶性肿瘤的微创消融治疗和囊性肿物的囊液抽吸及硬化治疗。超声引导下经皮微创治疗技术治疗甲状腺肿瘤具有操作简便、安全有效、微创、不良反应及并发症轻微、不损伤甲状腺功能等优点,已在临床中得到较为广泛的应用。

甲状腺淋巴瘤
病例 1

病史:患者女,53 岁,主诉"颈部不适"。

超声特征:甲状腺弥漫性病变。考虑:①桥本甲状腺炎;②淋巴瘤待除外,遂行超声引导下 18G 穿刺针穿刺活检。

病理结果:淋巴瘤。

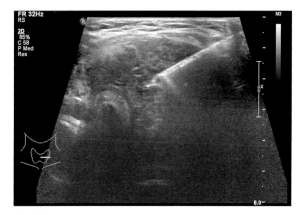

图 6-1 甲状腺左叶穿刺活检图示。

腺瘤性甲状腺肿
病例 2

病史:患者男,37 岁,主诉"发现甲状腺左叶肿物 3 个月"。

超声特征:甲状腺左叶肿物。考虑:①不典型结节性甲状腺肿;②恶性待除外,遂超声引导下 18G 穿刺针穿刺活检。

病理结果:腺瘤性甲状腺肿。

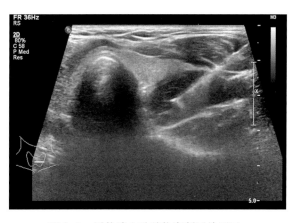

图 6-2 甲状腺左叶肿物穿刺活检图示。

甲状腺乳头状癌

病例 3

病史:患者男,27 岁,主诉"甲状腺左叶因甲状腺乳头状癌切除,半年后复查超声发现颈部有异常淋巴结影"。

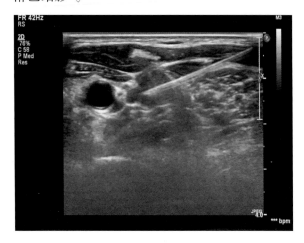
图 6-3　左中颈淋巴结细针穿刺图示。

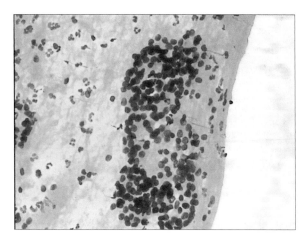
图 6-4　左中颈淋巴结穿刺细胞学病理。

超声特征:左中颈(左侧 3 区)淋巴结,考虑转移性。

病理结果:超声引导下对左中颈淋巴结 22G 细针穿刺,细胞学病理为甲状腺乳头状癌。同时行甲状腺球蛋白检测,数值大于 470 μg/L(阳性)。

病例 4

病史:患者男,36 岁,主诉"发现甲状腺右叶肿物 6 个多月"。

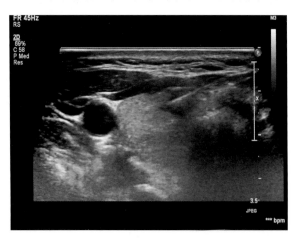
图 6-5　甲状腺右叶结节细针穿刺图示。

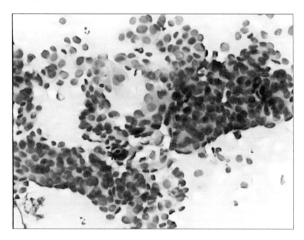
图 6-6　甲状腺右叶结节穿刺细胞学病理。

超声特征:甲状腺右叶中下部内侧近峡叶结节(4a 类)。考虑:①不典型结节性甲状腺肿;②恶性待除外。

病理结果:超声引导下对中下部结节 22G 细针穿刺,穿刺病理为甲状腺乳头状癌。

不典型滤泡结节

病例 5

病史：患者女,27 岁,主诉"发现甲状腺肿物 1 月余"。

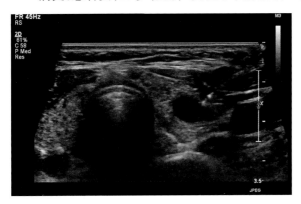

图 6-7　甲状腺左叶结节细针穿刺图示 1。

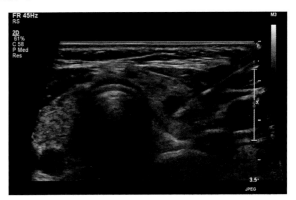

图 6-8　甲状腺左叶结节细针穿刺图示 2。

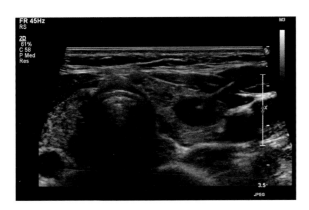

图 6-9　甲状腺左叶结节细针穿刺图示 3。

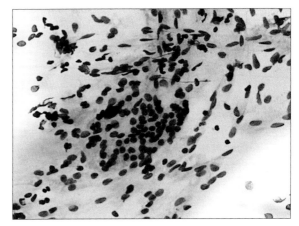

图 6-10　甲状腺左叶结节穿刺细胞学病理。

超声特征：甲状腺左叶中下部结节(4a 类)。考虑：①不典型结节性甲状腺肿;②恶性待除外,甲状腺左右叶多发结节,考虑结节性甲状腺肿。

病理结果：超声引导下对中下部结节 22G 细针穿刺,穿刺病理为不典型滤泡结节。

甲状腺囊肿硬化治疗

病例 6

病史:患者女,35 岁,主诉"发现甲状腺右叶肿物 2 年余"。

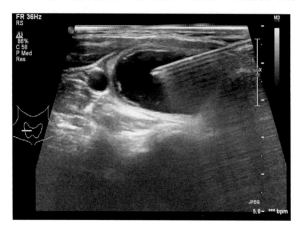

图 6-11 穿刺针至甲状腺囊肿中点位置。

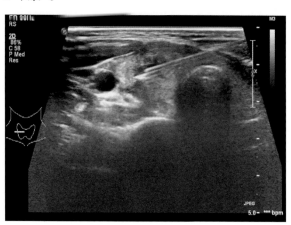

图 6-12 甲状腺囊肿内囊液全部抽出。

超声特征:甲状腺右叶囊性肿物。结节性甲状腺肿伴囊性变,肿物肿大部分为囊性成分,可见少许实性成分。

考虑超声引导下囊肿进行硬化治疗,超声引导下应用 18G 穿刺针穿刺至囊肿中点位置,抽出所有囊液至无液性区存在,生理盐水冲洗至无色,应用聚桂醇硬化治疗。

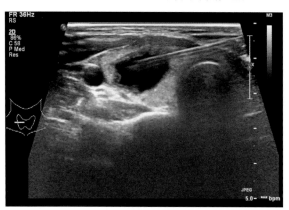

图 6-13 应用无水乙醇硬化治疗。

甲状腺乳头癌消融治疗

病例 7

病史:患者女,47 岁,主诉"发现甲状腺左叶肿物 2 月余"。

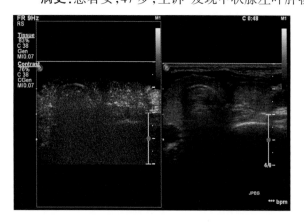

图 6-14 甲状腺左叶结节超声造影表现。

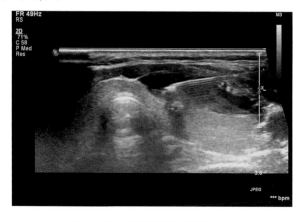

图 6-15 腺体周围注生理盐水。

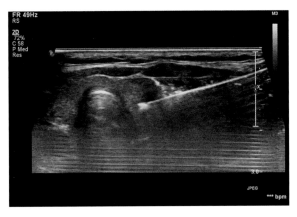

图6-16　结节消融治疗中。

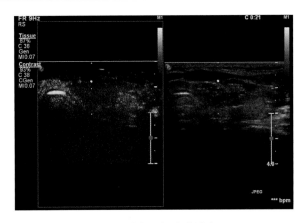

图6-17　治疗后超声造影表现。

超声特征：甲状腺左叶中上内侧实性结节（0.56cm×0.58cm×0.67cm）。可疑恶性（4b类）。

细针穿刺细胞学：甲状腺乳头状癌，经与患者沟通，患者不愿手术治疗，接受消融治疗。

考虑超声引导下对病灶进行消融，术前超声造影表现为等进慢退不均匀低增强，局麻后在腺体周围应用生理盐水打隔离带，然后消融甲状腺癌，最后术后造影，消融灶内无造影剂填充提示治疗完全，术毕。

附　录

甲状腺超声影像报告和数据系统

2009 年,Horvath E 首次提出了甲状腺超声影像报告和数据系统（TI-RADS 英文全称:Thyroid imaging report and data system）。2011 年,Kwak JY 等又进一步优化了 TI-RADS 分类系统,总结了 5 种甲状腺恶性结节的主要超声特征,分别为实性结节、低回声或极低回声、形态分叶或不规则、微钙化和纵横比大于 1,并制定了甲状腺恶性结节的评估标准,将甲状腺结节分为五大类,其中 4 类分为 4a、4b、4c 亚型。改良后的标准诊断效能更高,更加实用,更易被临床采纳,已成为临床上判断甲状腺结节性质的重要检查标准。天津市肿瘤医院根据各个学者提出的标准,依据自身经验制定了改良型甲状腺结节分类系统(表 1)。

表 1　改良型甲状腺结节分类标准

0 类:需要进一步检查
1 类:正常甲状腺
2 类:良性结节
3 类:良性结节可能性大
4 类:可疑恶性结节。包括 4a(2~3 项恶性结节特征)、4b(4 项恶性结节特征)、4c(5 项恶性结节特征)
5 类:恶性结节
6 类:恶性,已经活检证实

超声引导下甲状腺结节细针细胞学活检

目前超声引导下细针穿刺活检(US-FNAB)是评估发现甲状腺结节最可靠、最有价值的诊断手段之一,也是方便、安全、有效地鉴别甲状腺结节性质的微创方法,常用作术前诊断甲状腺乳头状癌的"金标准"。对于甲状腺细胞学结果的解读,在临床应用最广泛的是 2007 年美国国家癌症研究讨论并通过的 Bethesda 分类系统,诊断结果分为六类(括号内为恶性风险预测值):Ⅰ.不能诊断或标本不满意(1%~4%);Ⅱ.良性(0~3%);Ⅲ.意义不明确的非典型性病变或意义不明确的滤泡性病变(5%~15%);Ⅳ.滤泡性肿瘤或怀疑滤泡性肿瘤和嗜酸性腺瘤(15%~30%);Ⅴ.可疑恶性(60%~75%);Ⅵ.考虑恶性(97%~99%)。基于此分类系统,作为甲状腺原发灶疾病诊断的有效方式,超声引导下 FNA 在甲状腺癌的术前及术后评估中起着重要作用。

（一）适应证

凡直径≥1cm 的甲状腺低回声实性结节,均可考虑 FNA 检查,直径＜1cm 的甲状腺结节,如存在下述情况,可考虑超声引导下 FNA:①超声提示有恶性征象;②伴颈部淋巴结超声怀疑转移;③童年期有颈部放射线照射史或辐射污染接触史;④有甲状腺癌或甲状腺癌综合征的病史或家族史;⑤多发内分泌肿瘤 2(MEN2)/ 家族性髓样癌(FMTC)相关 RET 基因原癌基因变异;⑥降钙素大于 100pg/mL,当结节过小(直径小于 5mm)穿刺假阴性增高。

（二）禁忌证

1.绝对禁忌证

(1)患者不合作。

(2)原因不明的出血病史。

(3)怀疑血管瘤或其他肿瘤的可能。

(4)超声引导下不能确定活检的合适部位。

(5)出血倾向(凝血酶原时间比正常对照值延长 3~5s,血小板计数小于 5000/mm³,出血时间≥10min)。

(6)甲状腺或肿瘤组织血流异常丰富。

(7)严重高血压(收缩压＞180mmHg,1mmHg=0.133kPa)者。

2.相对禁忌证

局部皮肤感染者。

（三）所需物品

(1)高分辨率实时彩色多普勒超声诊断仪,配合穿刺引导功能。

(2)穿刺探头(7.5~10MHz 高频线阵探头)。

(3)穿刺导架(与探头相匹配一致)。

(4)穿刺针(22~27G)。

(5)基本穿刺物品包括无菌穿刺包(托盘、无菌孔巾、无齿镊、止血钳、纱布)、空针(5mL、10mL)、碘附、2%利多卡因、载玻片(至少准备 4 片)、标本固定液(无水乙醇)、TCT 溶液(薄层液基细胞学固定液)、消毒手套等。

（四）操作方法

(1)术前复习影像学资料,确认活检位置,向患者本人及其家属交代穿刺目的及风险,请患者知情认可并签署知情同意书。确认患者凝血功能、流行病等检验结果无异常。

(2)患者平卧位,颈肩部用枕头垫高。先用高频超声探头扫查,确定穿刺点及穿刺途径。

(3)常规消毒铺巾,探头套无菌套。

(4)操作时既可以单人左手持探头,右手持针穿刺;也可以助手持探头引导,术者持针操作。

(5)在实时超声监视引导下,将穿刺针自探头侧缘刺入,进针方向应保持与探头长轴平行,以便显示针鞘。确认穿刺针进入病灶后,开始取材,取材方法有两种:①负压法,10mL注射器保持1~2mL负压进行反复提插抽吸6~8次,抽吸时可改变针道方向,多取材,尤其是对于可疑部位重点取材,取材满意后去除负压再退针,避免退针过程中吸入针道骨骼肌组织;②虹吸法,空针在组织内提插或原地旋转针芯后静置数秒,使切割的细胞进入针内。

(6)拔针后,将针头内组织液进行涂片,置入95%乙醇固定。玻片上的凝血块甲醛溶液固定,可以进行免疫组化检测,石蜡微包埋切片检查。标明涂片信息。

(7)拔针后要充分压迫止血,防止发生出血,复查病灶无出血可结束操作,穿刺处无菌辅料覆盖。

（五）并发症

(1)皮下或包膜下出血。

(2)局部不适及疼痛。

(3)气管损伤。

FNA非常安全,尚无严重并发症,即使局部的小血肿也很少见。可有针刺痛感及穿刺点皮肤颜色改变。使用抗凝药和水杨酸制剂并不妨碍FNA活检。由于穿刺引起甲状腺癌沿穿刺道的种植转移极少见,截至目前几无报道,因此大多数专家并不认为这是个值得考虑的问题。

（六）注意事项

(1)操作者位于患者头侧易于操作,穿刺方向通常由上极到下极穿刺,但甲状腺或结节较大者可任意改变方向穿刺,但应避开气管和大血管。

(2)嘱患者平静呼吸,如吞咽或咳嗽应立即将穿刺针拔出。

(3)如结节内有钙化,穿刺尽量在钙化周边,或者从钙化的间隙进入结节内部后再取材,如果结节是囊实性,实性部分首先穿刺取材,避免吸入过多液体影响诊断。

(4)术后应压迫伤口15~30min,必须时术后卧床休息4~8h,普通进食,保持伤口干燥,禁止剧烈运动。

（七）临床意义

FNA的诊断准确性取决于多种因素,包括穿刺者的经验、涂片标本的制片、细胞病理学家的诊断经验等。超声引导下甲状腺结节的穿刺首要任务是获得足够的标本量,避免取材假阴性,因此应尽量多点、重点、充分取材涂片。

超声引导下甲状腺肿瘤消融技术

（一）适应证及禁忌证

1.甲状腺良性结节

适应证:需同时满足1~3条中的1条,并满足第4条者。

(1)超声提示良性,细针穿刺活检细胞学病理FNA-Bethesda报告为Ⅱ类,或术前组织学活检病理证实为良性结节。

(2)患者无儿童反射治疗病史。

(3)患者充分知情情况下要求微创介入治疗,或拒绝外科手术及临床观察。

（4）同时需满足以下条件之一：①自主功能性结节引起甲状腺功能亢进症状的；②患者存在与结节明显相关的自觉症状（如异物感、颈部不适或疼痛）或影响美观，要求治疗的；③手术后残余复发结节或结节体积明显增大。

禁忌证：符合以下任意一条即可排除。

（1）巨大胸骨后甲状腺肿或甲状腺结节部分位于胸骨后（对无法耐受手术及麻醉者，可考虑分次消融或姑息性治疗）。

（2）对侧声带功能障碍。

（3）严重凝血功能障碍。

（4）重要脏器功能不全。

2.甲状腺微小乳头状癌

适应证：需同时满足以下8条。

（1）非病理学高危亚型。

（2）建议选择肿瘤直径≤5mm（对肿瘤四周均未紧贴包膜者可放宽至直径≤1cm），且结节距离内侧后包膜＞2mm。

（3）无甲状腺被膜受侵且无周围组织侵犯。

（4）病灶部位于峡部。

（5）无甲状腺癌家族史。

（6）无青少年或童年时期颈部放射暴露史。

（7）无淋巴结或远处转移证据。

（8）患者经医护人员充分告知后，仍拒绝外科手术，也拒绝密切随访的。

禁忌证：符合下列任意一条即排除。

（1）颈部或远处发现转移。

（2）癌灶短期内进行性增大（6个月内增大超过3mm）。

（3）病理学高危亚型（高细胞亚型、柱状细胞亚型、弥漫硬化型、实体/岛状型、嗜酸细胞亚型）。

（4）对侧声带功能障碍。

（5）严重凝血功能障碍。

（6）重要脏器功能不全。

甲状腺肿瘤消融技术现阶段主要针对良性结节，而恶性结节的消融作为前瞻性研究。

（二）甲状腺肿瘤消融并发症及处理原则

1.早期并发症

由于热损伤带来的发热、颈部疼痛及烧灼感（吞咽时加重，可放射至头面及胸背部）、术后血肿、颈部皮肤灼伤、短暂性甲状腺功能亢进、甲状旁腺功能减退、喉返神经损伤等症状，术后短时间内多可恢复。其中喉返神经损伤最为严重，尽量远离危险三角区，且应用隔离带的方法，将甲状腺后被膜与喉返神经之间形成隔离带，避免热损伤。

2.迟发并发症

主要有消融后结节破裂、甲状腺功能紊乱、消融后自身免疫性炎症及消融后甲状腺团块发生性质转化及皮下种植,一般情况无须特殊处理,症状可自行改善,但若形成脓肿则必须手术治疗。热消融后发生自身免疫性炎症主要是因为热传导损伤甲状腺组织后发生变形,以及甲状腺结节热消融后发生凝固性坏死,这种发生热反应和凝固性坏死的组织可能会引起机体应激反应及甲状腺自身免疫应答,从而导致甲状腺自身免疫性疾病发生。

3.预防对策

由于热消融治疗的并发症主要源自其治疗过程中对病灶周围组织的热损伤,故针对热消融术并发的热损伤以往常用的方法有"液体隔离带法""半消融杠杆撬离法","移动消融法"比"固定消融法"更灵活,并可在一定程度上避免热损伤食管及周围组织,对于消融后甲状腺肿物发生性质改变在消融点附近种植转移的发生,采用"移动消融法"以保证消融的彻底性。总的来说,在进行甲状腺结节及肿瘤热消融前,根据靶病灶的性质、位置、大小等因素进行术前评估,对怀疑有恶性及恶变潜能的甲状腺占位的患者慎用热消融,在热消融操作中,必须严格跟踪消融针并根据消融的范围及病灶的性质选择适宜的消融温度及消融时间。

（三）技术路线

(1)术前根据上述适应证筛选结节,完善术前检查及检验(凝血常规、血常规、心电图检查、血压,甲状腺功能的检查,常规超声及超声造影检查,有条件者采用三维容积重建计算消融前的结节容积及弹性成像测定消融前结节的质地软硬,供评估疗效)。

(2)术前谈话:术前均签署手术知情同意书,交代可能出现的并发症。拟行超声造影检查者需同时签署造影知情同意书。详细了解患者近期有无抗凝活血药物,基础疾病如心脏病、高血压、糖尿病等,女性患者应特别询问其月经周期及哺乳情况。

(3)手术体位、麻醉方式与部位:取仰卧位、颈部后屈过伸位,常规消毒、铺孔巾,采用局麻和(或)基础麻醉。超声引导下局部麻醉皮肤穿刺点至甲状腺包膜。穿刺消融过程:根据结节的位置,相应地在超声引导下以2%利多卡因生理盐水混合液将甲状腺与颈前肌群间隙、甲状腺与颈动脉间隙、甲状腺与食管间隙、甲状腺与甲状旁腺间隙及甲状腺与喉返神经穿行区域分离,以保护颈前肌群、颈动脉、食管、甲状旁腺及喉返神经等周边脏器及组织免受损伤。一般取甲状腺横断面,选择安全、较近的路径,在超声引导下避开颈部血管、气管、神经等重要结构。阻断穿刺路径上及结节周边血流丰富区域的血流信号,术中需监护并密切观察患者的心率、血压、呼吸、血氧饱和度等生命体征。

(4)消融术具体过程:在这里主要采用移动消融法或固定消融法,将甲状腺结节分为多个小的消融单元,通过移动电极,逐个单元进行射频消融。消融大体积病灶推荐使用"移动消融技术",将病灶分为多个小的消融单元,通过移动热源,逐个对单元进行热消融处理,需确保病灶于三维上能实现整体热消融。对于小体积病灶则可使用"固定消融技术",将热源固定于病灶中持续将其热消融,首先将电极头置于甲状腺结节的深部、远端,使电极的尖端及消融时产生的强回声能够很好地显示。功率输出一般需要由小至大逐步调节,具体功率输出范围及启停时间需根据具体热消融选择形式、病灶大小、病灶周围毗邻、设备厂家推荐等情况酌情控制，根据所用射频设备的不同选用合适的初始功率。如果在 5～10s 内，电极尖端没有形成瞬时的高回声区，可适当增加射频功率。如果患者在消融过程中不能忍受疼痛或有明显不适，应减小消融功率或暂停消融，对于结节内有液化部分者，先将液体抽出，再对结节内的实性部分进行消融，直至结节完全被热消融产生的强回声所覆盖，最后退针消融针道。消融完全后，经静脉超声造影检查，观察结节内部有无进药，无进药且范围大于术前结节的范围（直径≥5mm）考虑消融完全，术毕；有进药，补充消融不完全区域直至造影无进药，术毕。

（5）术后在颈部穿刺部位机械压迫及冷敷 30min，以防止出血并减少渗出，评估并记录有无并发症（如皮肤烧伤、声音嘶哑、气管及食管损伤等）出现。同时给予止血药物，观察室或监护室观察至术后第一天，未见明显不适症状可出院。术后所有患者均进行激素抑制治疗，服用左甲状腺素片促使甲状腺激素水平控制在 0.1mU/L 以下，并根据患者情况定期调整药物剂量，以达到要求水平。

（6）随访及观察疗效：术后第 1、3、6、9、12 个月进行临床随访，内容主要包括体格检查、超声检查（常规超声及超声造影）和甲状腺功能（FT3、FT4、TSH、TG、TPO、PTH）检查。超声检查主要评价结节大小、内部回声、血流变化、有无造影剂填充，以及有无复发和转移淋巴结。记录相关并发症及其治疗恢复情况。随访中消融病灶的三个径线（a、b、c）均需测量，体积计算公式为 $V = \pi abc / 6$，体积缩减率 = [（初始体积 − 终末体积）× 100] / 初始体积。

消融完全的结节表现：超声造影提示无造影剂进入，短期体积缩小，1 年后结节消融后接近消失。

消融不完全的结节表现：超声造影提示有造影剂进入，短期内体积缩小，但长期随访出现病灶增大或结节的大部分依然存在，需要再次消融确保消融完全。

参考文献

[1]周永昌.超声医学[M].6版.北京:人民军医出版社,2011.

[2]高明.头颈肿瘤学[M].3版.北京:科学技术文献出版社,2014.

[3]高明.甲状腺癌的诊疗进展及策略[J].中华耳鼻咽喉头颈外科杂志,2010,45(11):887-890.

[4]Koischwitz D,Gritzmann N. Ultrasound of the neck [J]. Radiol Clin North Am,2000,38:1029-1045.

[5]Horvath E,Majlis S,Rossi R,et al. An Ultrasonogram Reporting System for Thyroid Nodules Stratifying Cancer Risk for Clinical Management[J]. The Journal of Clinical Endocrinology & Metabolism,2009,94(5):1748-1751.

[6]Park J,Lee H J,Jang H W,et al. A Proposal for a Thyroid Imaging Reporting and Data System for Ultrasound Features of Thyroid Carcinoma[J]. Thyroid,2009,19(11):1257-1264.

[7]Kwak J Y,Han K H,Yoon J H,et al. Thyroid Imaging Reporting and Data System for US Features of Nodules:A Step in Establishing Better Stratification of Cancer Risk[J]. Radiology,2011,260(3):892-899.

[8]Zhu J,Li X,Wei X,et al. The application value of modified thyroid imaging report and data system in diagnosing medullary thyroid carcinoma[J]. Cancer Medicine,2019,8(7):3389-3400.

[9]王晓庆,魏玺,徐勇,等.良恶性甲状腺结节的超声征象及甲状腺影像报告和数据系统分级对甲状腺结节的诊断价值[J].中华肿瘤杂志,2015,2:138-142.

[10]张晟,王海玲,孙岭,等.术前超声分区诊断甲状腺癌颈淋巴结转移的临床价值[J].中国肿瘤临床,2010,37(16):917-920.

[11]高明,葛明华.甲状腺肿瘤学[M].北京:人民卫生出版社,2018.

[12]Wang H,Zhao L,Xin X,et al. Diagnostic value of elastosonography for thyroid microcarcinoma [J]. Ultrasonics,2014,54(7):1945-1949.

[13]刘隽颖,王勇,崔宁宜,等.甲状腺转移瘤超声表现[J].国际医学放射学杂志,2017,40(1):28-31.

[14]Zhang X,Qian L. Ultrasonic features of papillary thyroid microcarcinoma and non-microcarcinoma[J]. Experimental and therapeutic medicine,2014,8(4):1335-1339.

[15]张志愿.口腔颌面外科学[M].7版.北京:人民卫生出版社,2012.

[16]Kawata R,Yoshimura K,Lee K,et al. Basal cell adenoma of the parotid gland:a clinicopathological study of nine cases-basal cell adenoma versus pleomorphic adenoma and Warthin's tumor[J]. European Archives of Oto-Rhino-Laryngology,2010,267(5):779-783.

[17]胡冬梅,何雨,郑娟娟,等.腮腺腺淋巴瘤的超声表现分析[J].临床超声医学杂志,2016,18(11):787-788.

[18]赵厚亮,王文涛,王伟,等.CT纹理分析在腮腺多形性腺瘤与腺淋巴瘤鉴别诊断中的价值[J].口腔医学研究,2018,34(10):1127-1131.

[19]张蔚蒨,徐秋华,燕山,等.腮腺基底细胞腺瘤的超声表现[J].中华超声影像学杂志,2009,18(6):507-509.

[20]Brandwein M S,Ivanov K,Wallace D I,et al. Mucoepidermoid Carcinoma:A Clinicopathologic Study of 80 Patients With Special Reference to Histological Grading [J]. The American Journal of Surgical Pathology,2001,25(7): 1835-1845.

[21]周玲燕,葛明华,陈丽羽,等.大涎腺腺样囊腺癌的常规超声及超声造影特征[J].中华医学超声杂志(电子版), 2017,14(1):57-60.

[22]王卫红,王春艳,边莉,等.涎腺导管癌临床及病理学特点的研究[J].华西口腔医学杂志,2010,28(2):128-131.

[23]Hosal A S,Fan C,Barnes L,et al. Salivary duct carcinoma[J]. Otolaryngol Head Neck Surg,2003,129(8):720-725.

[24]郭永强,黄文瑜,王成亮,等.腮腺腺淋巴瘤的 MSCT、MRI 表现及临床病理回顾性分析[J].中国CT 和 MRI 杂志,2017,15(11):56-59.

[25]Abe A,Takano K,Seki N,et al. The clinical characteristics of patients with IgG4-related disease with infiltration of the labial salivary gland by IgG4-positive cells[J]. Modern Rheumatology,2014,24(6):949-952.

[26]Satomi A,Kenji O,Naoya N,et al. Sonograhic apeamnce of the submandibular glands in patients with imlllunoglobulin G4-related disease [J]. J ultrasound Med,2012,31(3):489-493.

[27]王冬,高敬.甲状腺超声诊断研究进展[J].中华医学超声杂志(电子版),2013,10(2):14-16.

[28]曾敏霞,王燕,栾艳艳,等.超声造影对甲状腺实质性结节良恶性诊断价值的研究[J].中国超声医学杂志, 2012,28(6):497-500.

[29]李逢生,韩琴芳,徐荣,等.超声造影在甲状腺乳头状癌诊断中的初步研究[J].中国超声医学杂志,2013,29(1): 1-3.

[30]Bartolotta T V,Midiri M,Galia M,et al. Qualitative and quantitative evaluation of solitary thyroid nodules with contrast-enhanced ultrasound:initial results[J]. European Radiology,2006,16(10):2234-2241.

[31]Gilles R,Bénédicte R,Claude B,et al. Prospective evaluation of thyroid imaging reporting and data system on 4550 nodules with and without elastography[J]. European Journal of Endocrinology,2013,168(5):649-655.

[32]张岩,卢瑞刚,郭瑞君.超微血管成像技术在甲状腺乳头状癌诊断中的应用[J].中华医学超声杂志(电子版), 2017,14(2):141-144.

[33]Moon H J,Son E,Kim E,et al. The Diagnostic Values of Ultrasound and Ultrasound-Guided Fine Needle Aspiration in Subcentimeter-Sized Thyroid Nodules[J]. Annals of Surgical Oncology,2012,19(1):52-59.

[34]Wu M,Choi Y,Zhang Z,et al. Ultrasound guided FNA of thyroid performed by cytopathologists en hances Bethesda diagnostic value[J]. Diagnostic Cytopathology,2016,44(10):787-791.

[35]Li F,Chen G,Sheng C,et al. BRAFV600E mutation in papillary thyroid microcarcinoma:a meta-analysis[J]. Endocrine-related cancer,2015,22(2):159-168.

[36]Machado P,Segal S,Lyshchik A,et al. A Novel Microvascular Flow Technique:Initial Results in Thyroids [J]. Ultrasound Quarterly,2016,32(1):67-74.

[37]孔晶,杨薇,金金,等.超微血管显像、能量多普勒及彩色多普勒血流显像对甲状腺结节的诊断价值比较[J].中华超声影像学杂志,2018,27(7):595-598.

[38]Cooper D S,Doherty G M,Haugen B R,et al. Revised American Thyroid Association Management Guidelines for

Patients with Thyroid Nodules and Differentiated Thyroid Cancer[J]. Thyroid, 2009, 19(11): 1167-1214.

[39]Cibas E S, Ali S Z. The Bethesda System for Reporting Thyroid Cytopathology[J]. Thyroid, 2009, 19(11): 1159-1165.

[40]Haugen B R, Alexander E K, Bible K C, et al. 2015 American Thyroid Association Management Guidelines for Adult Patients with Thyroid Nodules and Differentiated Thyroid Cancer: The American Thyroid Association Guidelines Task Force on Thyroid Nodules and Differentiated Thyroid Cancer [J]. Thyroid: official journal of the American Thyroid Association, 2016, 26(1): 1-133.

[41]Proietti A, Borrelli N, Giannini R, et al. Molecular characterization of 54 cases of false-negative fine-needle aspiration among 1347 papillary thyroid carcinomas[J]. Cancer Cytopathology, 2014, 122(10): 751-759.

索 引

知识经验线上学
做好病患守护者

为了帮助你更好地阅读本书，我们提供了以下线上服务

【学一学】

在病例中借鉴诊断思路

学习专业经验

【聊一聊】

加入颈部超声诊断交流群

与书友交流学术心得

微信扫码
添加"智能阅读向导"
获取医学资讯，掌握行业动态